中国5000年
「訃《ふ》幻《げん》流《りゅう》龍《りゅう》法《ほう》」
の凄技

「かかと」整体で
絶不調がスッキリ消える!

米澤 浩
昇仙堂院長
訃幻流宗家継承者

さくら舎

はじめに

本書を手にとっていただきまして、ありがとうございます。

私は北海道の旭川市と東京の田園調布にて現在、「難治症状治療サポート研究舎・昇仙堂（ＳＳＤ）」という仕術院を開院しております。

さて、２００２年に初めて仕術院を開院した旭川という街は人口約34万人、65歳以上が30パーセント、生活保護世帯が30パーセント、住民の平均年収は２５０万円という、経済が回りづらい環境でありながら、病院が数百あるというちょっと変わった街です。

まわりの整体院が1回の施術料２９８０円などの低価格で勝負している中、当院は完全保険外対応、高単価をうたいながらもおかげさまで開院10年を超えました。

ありがたいことに、本州から北海道まで飛行機に乗って、私の仕術を受けにくる方もいるなど、全国各地から多くの方にお越しいただいています。

私自身、東京・千葉・神奈川・埼玉に出張仕術に行くこともあり、２０１５年には東京の田園調布にも開院、現在の累計仕術人数は15万人を超えています。


患者の多くは激しい肩こり、腰痛、ヒザ痛の症状を訴えて来院されます。

よほど重症の方はまた別ですが、そうした方の不調を、私は10分以内で解消させています。しかも無痛。

たとえばマッサージ店などへ行けば、最低でも30分くらいからの設定が一般的です。

しかも効果はあったり、なかったり。一瞬ラクになっても、やがて揉み返しがあったりします。

また、患者の来院頻度は、おおむねひと月に1～2度、もしくは数ヶ月に1度程度のロングスパンでの通院です。

同一症状よりも別症状での再依頼率が9割を超えており、リピート率は98パーセント。驚異的改善率と支持率を誇っています。


では他の治療院のやり方と、いったいなにが違うのか。

私が用いているのは「訃幻流龍法《ふげんりゅうりゅうほう》らせんそう流」という独特な整体（制体）です。これは中国に古くから伝わる奥義に由来する技術です。くわしくは本編で説明しますが、簡単にいえば、体に流れる「氣」「血」「水」の流れを整えることによって体の不調を正す整体術です。

ちなみにこの整法（制法）の使い手は、日本では私だけです。


今回、この本では、「体のゆがみ」を万病の元ととらえ、それを防ぐ重要なキーとして、特に「かかと」にスポットをあて、その調整法を紹介していきます。

なぜ、「かかと」なのか。その理由は読み進めていただければわかります。

さまざまな体の不調を抱えている方に直接、私が仕術できれば、それが一番いいのですが、費用や地理的条件などの事情もあり、誰もが気軽に簡単にというわけにはいきません。

しかし「訃幻流龍法らせんそう流」には、自分自身で症状を緩和させる方法も多く存在するのです。

そこで本書では、簡単かつ即効性がある、たいへんリーズナブルな「訃幻流龍法らせんそう流セルフケア術」を紹介します。

このセルフケア術で相当の効果を得られます。

百聞は一見に如かず。ぜひ本書を読み、一度実践してみてください。

みなさん、その効果に驚かれることと確信しています。

目次

第2章

「かかと」「足首」「ヒザ」「仙骨」重要パーツのセルフケア術

目次

第3章

「腰痛」「肩こり」「首のこり」さまざまな症状のセルフケア術

第4章

特別講座

「かかと」整体で絶不調がスッキリ消える！

――中国5000年「訃幻流龍法」の凄技

第1章

中国5000年「訃幻流龍法」の真髄

計幻流龍法らせんそう流とは

「計幻流龍法」

この言葉を初めて耳にされるという方も多いと思います。

そして、この言葉の字面におどろおどろしい印象を抱かれているのではないでしょうか。

「はじめに」で少し触れましたが、「計幻流龍法」は太古中国を発祥とする秘伝の戦場武闘制法です。その効力は、秦の始皇帝が伝承を禁じるほど恐るべきものであったと言われています。

一説によると、秦の始皇帝は「計幻流龍法」を恐れるあまり、その使い手と血族をわずかな者のみを残し、抹殺したと言われています。

訃幻流の意味ですが、「訃」は、訃報などの言葉で使われるように忌まわしいものの意で、痛い、治らない、負傷などマイナスの状態を表し、「幻」にはその「訃」をなかったもの、ゼロにするというメッセージがあります。

「訃幻流龍法」は、戦場で負傷し動けなくなった兵士を、「立たせて逃げられるように」、もしくは「再び戦える状態にするため」に編み出されたのが起源です。

戦場においては、負傷した兵士をなるべく早く回復させてあげなければなりません。

ポイントは「最少の時間で最大の効果」です。

戦場で動けなくなった兵士の体を、「楽にするための技」と「動けるようにするための技」。

「訃幻流龍法」のこの二つの技をベースに、あらたに私が現代に合うように改良を重ね、編み出したのが「訃幻流龍法らせんそう流」であります。

訃幻流との出会い

「訃幻流龍法らせんそう流」を説明する前に、「訃幻流龍法」との出会いについて、少しお話しします。

「訃幻流龍法」は口伝のみの継承で、歴史の表舞台には全く出てきていません。発祥の地、中国でもどれだけの人がこの技法のことを知り、そしてまた現在、実際に使い手が何人いるのかはわかりません。

私は今から約30年前に不思議な縁で、訃幻流の継承者と出会い、学んだことから体得しました。

そもそも、私は15歳の頃に手当て治療に興味を持ち、勉強をするようになりました。

手当て治療とは、手のひらや指先を患部に当てたりかざしたりするだけで体の不調を治そうとする療法です。

その後、整形外科病院に勤務するようになり、医師から救急対応法を、鍼灸師《しんきゅうし》と柔道整復師、按摩師《あんまし》からマッサージ法や骨整復術などを、それぞれ学びました。

そうして体のことをいろいろと学ぶうちに、自分の体の可能性を追求したくなり、東京の某有名アクションクラブでスタントマンとして活動することになりました。

そこで、自分の個性に磨きをかけるために、ジャッキー・チェンの映画で日本でも知られるようになった「酔拳《すいけん》」を学ぼうと、道場に通うことになりました。

実は、それが「訃幻流」との出会いだったのです。

酔拳を教えていたのは、まぎれもない訃幻流宗家・先代の劉静宝《りゅうせいほう》でありました。

当時、道場内に手技療院を開院しており、難治症状の来院者を数多く仕術対応しておりました。

その頃の私は、スタントマンとしての給料が安く、生活していくのがやっと。酔拳の稽古代を払うのが苦しくなって、だんだん道場から足が遠のくように……。

するると、ある日、兄弟子から連絡があり、手技療院のほうへ遊びに来るようにと誘われたのです。

そこでお邪魔をして、治療の見学をしていたところ、食事も出してくれて。「遠慮せずにじっくり馴染んでください」との兄弟子の言葉もあり、それからは毎日のように通うようになりました。

実は、そのときには、すでに訃幻流の後継者選びに巻き込まれていたようで、兄弟子から「酔拳の理《ことわり》は、ここで提供している制体手技と同様のものです。その根本は訃幻流という5000年以上歴史の陰で継承されてきた古武術《こぶじゅつ》です。よろしければ少し学んでみてはいかがですか？」と勧められました。

そもそも習い始めた酔拳の基本が訃幻流にあったこと、さらに毎日目にしている手技療法が訃幻流の理に基づくものと教えられると、「これは避けては通れない修行」だと運命的なものを感じました。

それからは、先代や兄弟子たちの手技を必死にみて、覚えました。

数ヶ月経ったある日のこと、先代から突然「そちらの方を診てもらえますか？」と言われました。嬉しかったですね。

ところが、診ようとした瞬間、「だめだな」と先代から言われ、患者から遠ざけられてしまいました。

次に患者が来ると「診てみるか？」と言われ、近づいて手を出そうとすると、また「だめ」。

この繰り返しが何度となく続きました。

今なら先代の言動の理由はよくわかりますが、当時の私には全く意味がわかりませんでした。それこそ、自分に対するいじめかと思える程でした。

そんな先代とのやりとりが続いて数ヶ月後、兄弟子から次のような話をいただきました。

「人の心、思考とその行動、目の前の出来事、世の中の流れ、全てに理がある。もしもお前が劉からいじめを受けていると感じているなら、それも勝手だが、俺達はいじめるために呼びつけて飯を食わすほど、人格は壊れてはいない」

さらにこう続けました。

「全ての行動、現象には必ず理由がある。それは病の症状の理由も同じ。その理由をどんな瞬間も考え洞察し、理解して腑に落とし込んでいくこと。そして目の前のことにとらわれず、生きるという本能の全てが同じ理にのっとって動いているということを、よく感じて視ろ。今世の存在する全ては例外なく同じ一つの理の中で起こっていることであり、現れていることだ。故に起こっている全て、見えている全てはその結果であり、枝葉でしかない。枝葉の元の幹、そして幹の下の根……そして根の先の大地……そのように先の先を感じ視て聴いてそして感じること。いいか？　見るのではなく視るんだ。聞くのではなく聴くんだ。そうして全てに感応し、共生、同期することを忘れるな」

この兄弟子の教えは、自分が学んだ基礎であり、全てでもあります。

そして、現在、自分が多くのセミナーでお伝えしている真理でもあります。

兄弟子の言葉をきっかけに、私は「なぜ？」ということを常に考えるようになったのです。

なお、後になってわかったことですが、あの時の兄弟子との時間は、先代の意思でもあったそうです。

それから数ヶ月後、私は先代の代理として、仕術現場を任せていただいていました。訃幻流と出会い、そして修得させていただいたことは私自身にとって大変幸運なことであり、以後の人生を大きく変えることでもありました。

「氣」「血」「水」の流れが健康の重要ポイント

さて、繰り返しますが、「訃幻流」を現代に沿って発展させたのが、「訃幻流龍法らせんそう流」です。

ですから、「訃幻流龍法らせんそう流」も広い意味で東洋医学にカテゴライズされます。

東洋医学では「氣」「血」「水」の流れを重要視しています。

「氣」とは、生命活動の原動力となるエネルギーのこと。心臓や肺など体の各組織を動かし、呼吸や血流、体温などを調節し、新陳代謝を促します。

「血」とは、血液や血流によって運ばれてくる栄養のことです。

「水」とは、水分やリンパ液、汗など血液以外の体液のことです。

この三つの良好な流れが健康の源であり、これらが滞りなく体内を循環しているかどうかが、健康を保つうえでの肝なのです。

そして、体内の滞っている「氣」「血」「水」を手技によって全身に回し、全身の流れを調整することによって本来の健康状態にするというのが、「訃幻流龍法らせんそう流」の根幹であり真髄です。

さて、「氣」には勇氣《ゆうき》や創氣《そうき》、活氣《かっき》などいろいろありますが、大因となるのは「源氣」というものです。

よく「気落ちする」と表現することがありますが、気分が落ち込むと意欲が失われ、なんとなく動きたくなくなって、体の活動量が低下します。

ということは、呼吸が浅くなり、血の流れも遅くなってきます。また、体を動かさないと体温が上がらないため、血や体液の温度も上がりません。

血も水も「液体」ですから、流れが悪くなって冷えてくれば固まりやすくなります。

すると、ますます流れが滞るという悪循環に陥ります。

「氣」「血」「水」が体の中を十分に循環していかなければ、酸素や栄養分が不足して、当然、体に不調が出てきます。

繰り返しますが、「氣」「血」「水」の良好な循環が一番の健康のバロメーター。

だからこそ、適度な運動は必要不可欠なのです。

体が不調なのは運動が足りない、血や養分の流れが悪いということです。

体は良くも悪くもバランスを取ってしまう

では「血液の流れ」をよくするためにどうすればいいか。

その話をする前に、こんな問いかけをしたいと思います。

みなさんの体に等しくかかっている力とはなんでしょう？

答えは「重力」です。

重力というのは常に物体に対して垂直にかかっています。

その重力に逆らって、私たちが直立姿勢を保っていられるのは、主に二つの理由からです。

一つは、背骨のカーブ。

私たちの体は、一番上に約5キロと人体の中でももっとも重い頭があり、それを背骨が支えています。背骨は横から見ると自然なS字カーブになっています。なだらかにカーブを描くことで前後に重力の負担を逃がし、上手にバランスを保っているのです。

もう一つは、背骨を助け、重力に対して姿勢を保つために働く筋肉です。脊柱起立《せきちゅうきりつ》筋《きん》や腹直筋《ふくちょくきん》などがあり「抗重力筋《こうじゅうりょくきん》」と私は呼んでいます。

さて、抗重力筋が弱って重力に負けると、負けている分だけ背骨のカーブが強くなって体が曲がります。

その負けた状態でなんとかバランスを取ろうとしている姿勢が「猫背」ということになります。

猫背は、背中が丸まって、頭が肩より前に出ている状態です。

その状態で、重い頭を支えようとするために首や肩、背中の筋肉には大きな負担がかかります。

また、前に突き出した頭に引っ張られて首が前傾することで、肩も引っ張られて前に出てきます。

肩には、体重の8分の1の重さのある腕が両側にぶら下がっています。肩が前に出ると、腕は体のラインより前に下がるため、腕の重みによって肩は丸まり「巻き肩」になります。

そして、背中は腕とのバランスを取るために、余計に働くことになります。

この状態が長く続くと、背中の筋肉は緊張状態が続くため、硬くなります。それが「こり」となります。

要は、重力に対して負けたままでバランスを取っている状態が、体の「ゆがみ」ということになります。

背中に余計な負担をかけないためには、正しい真っ直ぐな姿勢で立つことがとても大事なのです。

体自身はバランスを取ることにおいて、良いバランス、悪いバランスという判断をしません。ただバランスを取ります。

重力とそれに反発する体の力との間でバランスを取り、釣り合っている状態が今のあなたのその姿勢です。

その姿勢をどうとらえるかは個人の自由ですが、ただ悪いバランス、つまり体が丸まってゆがんでいる状態が体にいいわけがありません。

背骨がゆがむと、内臓を圧迫して負担をかけます。

内臓もまた、そうしてゆがんでズレたままでバランスを取ります。

そのバランスに無理があると体の不調、あるいは病という形で出てきます。

体の好・不調をきちんと管理したいと思うならば、姿勢をしっかりと保つ必要があります。

体のバランスつながりでもう一つお話をします。

人の体は痛みがナナメに出ます。右側がズレていると痛みは左側に出ます。

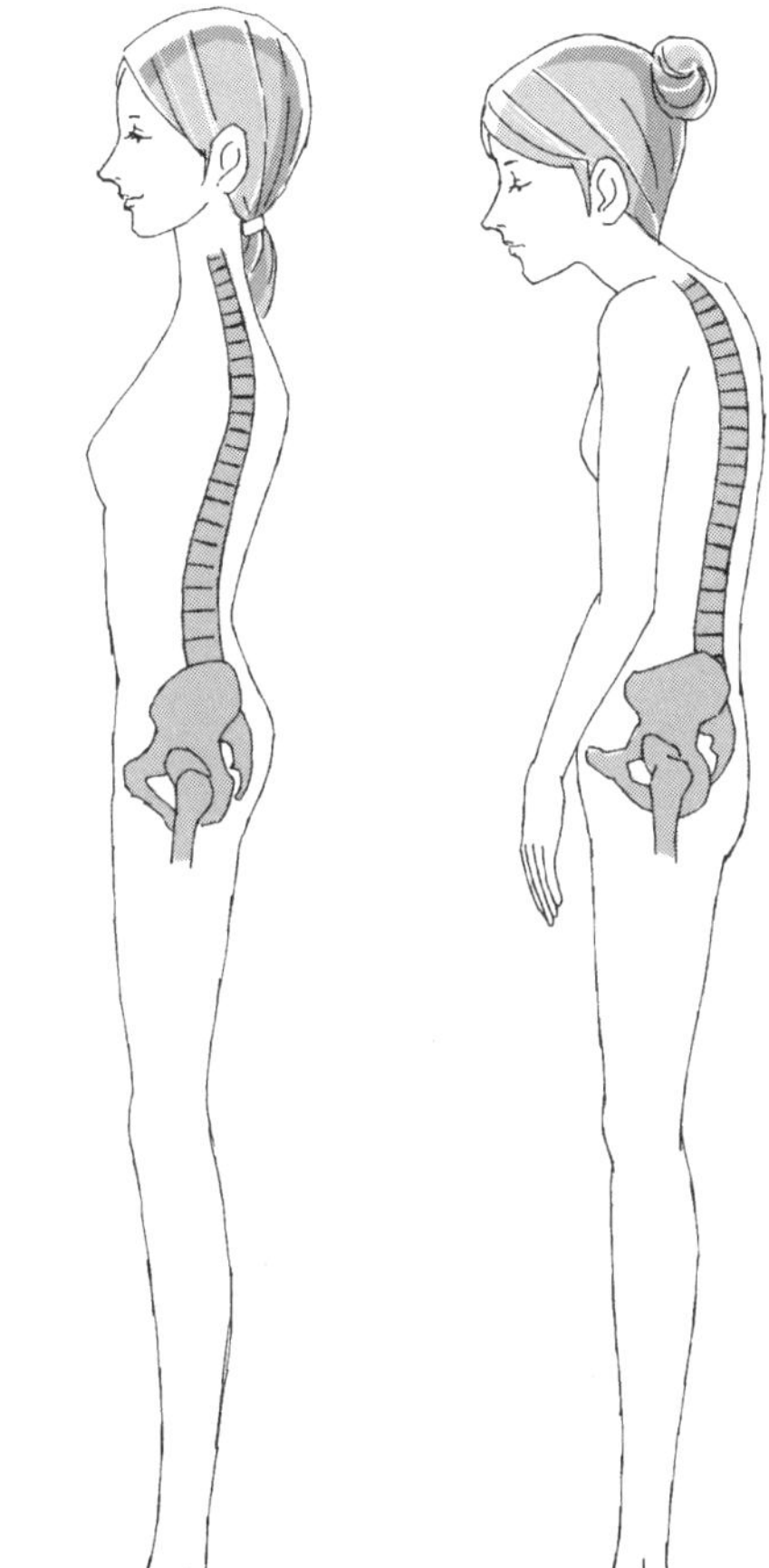

姿勢の良い人と悪い人の図

たとえば、右足首がズレていると、左のヒザに痛みが出ます。

すると、今度は左ヒザから右の股関節《こかんせつ》、さらに左の腰、右の肩、そして頭の左側へと痛みは移行していきます。

ですから、頭の左側が痛いときは、右の肩が異様にこっているということがよくあります。

飛ばして左の腰が張っているということもあります。

このように、影響はナナメに出やすいという特徴があります。

多くの場合、なんらかの痛みの症状が出ているとき、その原因は真下や真上にはありません。

右で固まったら左で引っ張る、左で固まったら右で引っ張る。

その繰り返しが体の中で行われています。

右に10いったら、左に10いくのです。

そのように、体というのは必ずバランスを取ろうとします。

なぜ姿勢は乱れてしまうのか

なにを行うにしても、大事なのはその姿勢です。
体、精神、生き方……姿勢を正すということは、すべてにつながります。
美しい姿勢をとれば生き方そのものも美しくなる。
その姿勢を目指すのが体のケアの基本になります。
では、具体的に体のどの部分が正しい姿勢のキーとなるのか。
逆に言えば、どの部分がズレているから悪い姿勢となってしまうのでしょうか？

近年、よく言われるのが「骨盤のゆがみ」です。

では、なぜ骨盤はズレるのでしょうか？

「上半身がズレているから」

そのような声が聞こえてきそうですね。でも違います。

上半身からのゆがみで骨盤が急にズレたりすることはありません。

ということは、骨盤の下の股関節でしょうか？　仮に股関節がズレているとして、では、その原因は？

「ヒザがズレているから」

なるほど。では、そのヒザがズレている原因は？

「その下の足首」

確かに、足首に不調があると肩や腎臓《じんぞう》にも影響があると言われています。足首を整えてあげると腎臓の負担もラクになる。それも健康につながります。

それでは、その足首がズレる原因は？


実は、一番体重がかかるところ、「かかと」なのです。

意外に思われるかもしれませんが、「かかと」もズレるのです。

「かかと」の骨を踵骨《しょうこつ》と言います。この踵骨もやはりズレます。

たとえば、「かかと」の骨が外側にズレると足首は内側にズレ落ちます。

するとバランスを取るために、ヒザが外に曲がっていき、逆に股関節は中に入っていきます。

中に入った分だけ、ヒザはさらに外に広がりやすくなり、結果、O脚になります。

運動をやっている人などは、外側に踏ん張ることが多いため、「かかと」は外側にズレやすいという傾向があります。

反対に、「かかと」が内側にズレる場合は、ヒザも内側に入り、逆に股関節は外側を向きます。いわゆるX脚の状態で、お尻が後ろに出る傾向にあります。

体の一番下にある「かかと」がズレると、一つ上の「足首」がズレ、さらに「ヒザ」↓「股関節」の順に上へ上へとズレていき、やがて体全体がズレていくという具合です。

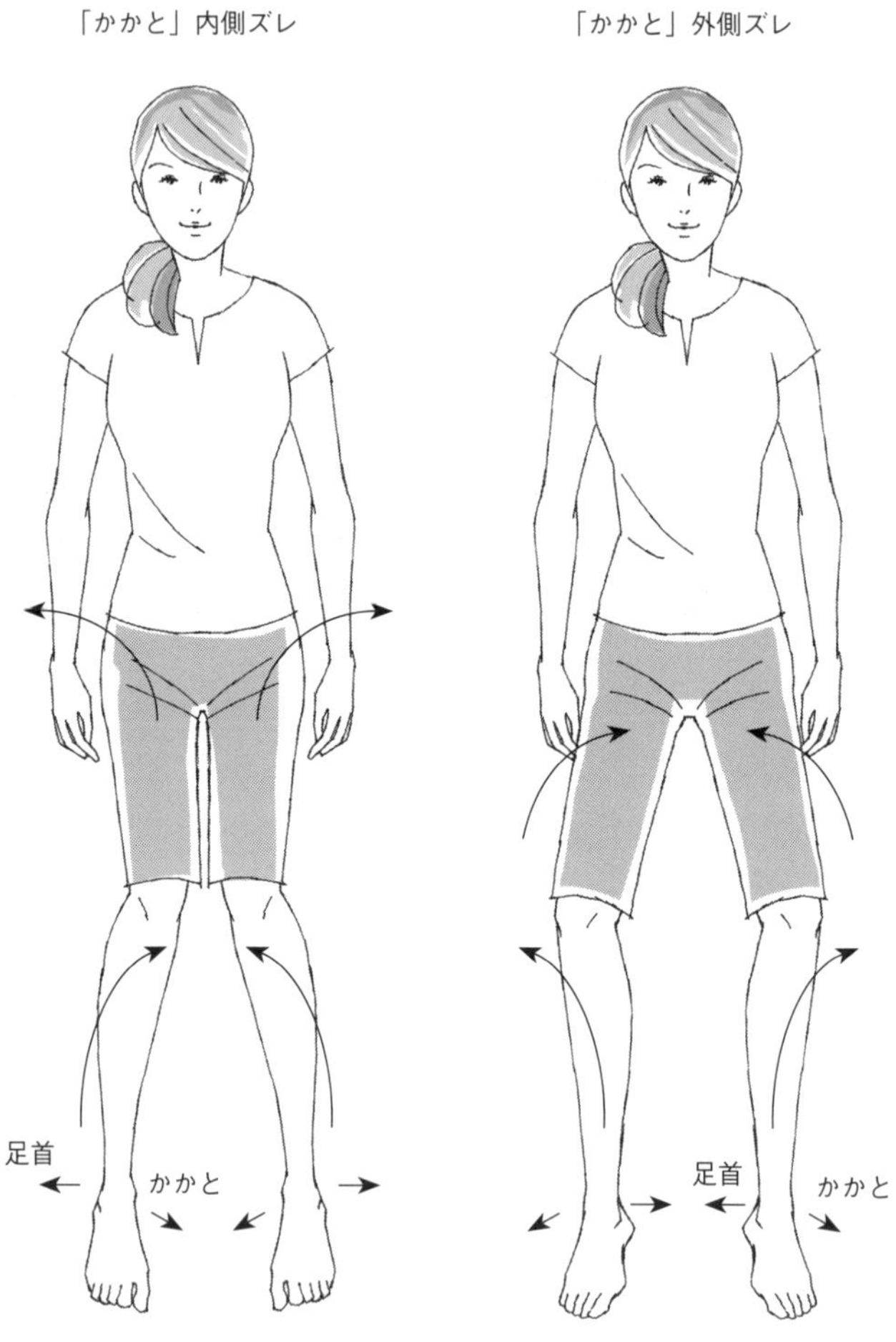

「かかと」のズレが下半身全体に影響していく全体図

ですからまず最初に「かかと」のズレを直し、くるぶし周辺の筋肉をゆるめてあげることが肝要なのです。

「かかと」が整うと、「足の裏」がしっかり地面に着くので、その上のヒザや股関節が真っ直ぐに整っていきます。

ちなみに私の経験から言うと、約9割の人は「かかと」がズレています。

そして、男性は「かかと」が外側にズレている方が多く、女性は内向きにズレている方が多いようです。

女性が内側に落ちてしまっているのは、男性に比べて筋肉量が少ないからです。足の筋肉が弱いゆえ、バランスを取るために全身の筋肉を内側、つまり体の中心に寄せ集めて補おうとする。少ない筋肉で体を支えようとするから、必然的に内側に入るわけです。

一方、男性の多くは足の筋肉がそこそこあるので、内側に筋肉を寄せて歩く必要がない。

そのため、男性には大股で歩く人、思い切り「かかと」から地面に着く歩き方をする人が多く見られるのです。

次頁の「かかと」がズレている図を見てください。

この程度の「かかと」のズレなら、たいしたことはないと思うかもしれません。ですが、足首↓ヒザと上にいけば上にいくほど、大きなズレとなっていきます。

かかとが1センチズレると、肩のあたりでは5センチほどのズレになります。分度器を思わせる広がり方です。

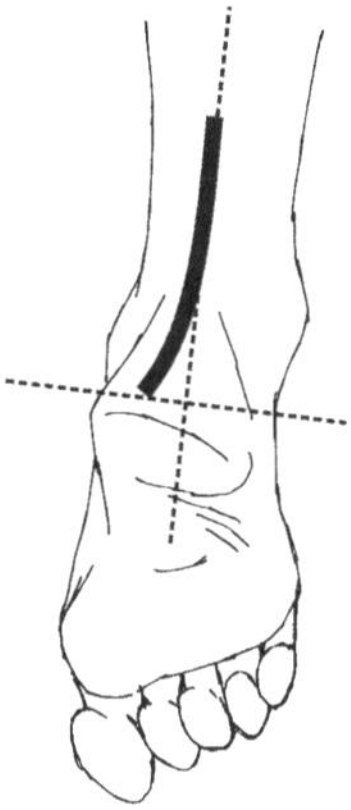

内側にズレている「かかと」

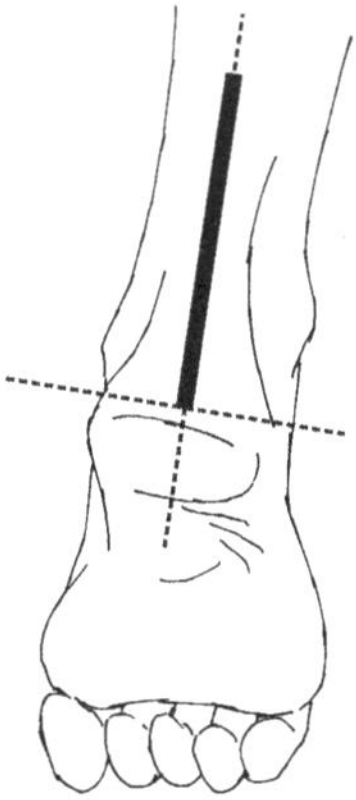

真っ直ぐな「かかと」

「かかと」のケアがファーストステップ

人は二足歩行になってから、頭が一番上になりました。
前述したように、頭はとても重い。
物体は、重たいものが上にあると、少しの振動でも大きく振れます。
たとえば、船などがそうです。
その振れを小さくするためには、その下のバランスが重要になります。
体は、頭が大きく振れることがなくなればラクになります。
そこで、重要なのが、土台となる「かかと」です。
「かかと」をバランスよく保つことは、体をラクな状態にするうえで、とても有効な方法となります。

また、たとえば、大きくゆがんでいる箇所が骨盤だとわかっていても、骨盤は大きいので自分で調整するのは難しいと思います。肩や背骨も同様です。

その点、「かかと」の骨は手のひらで覆えるほど小さいので、個人でもラクに調整することができます。

背骨のズレ、骨盤のズレ、ヒザ、頭、頸椎《けいつい》……それら全部のズレを根本から直すには、土台となる「かかと」の正しい位置を覚えて、そのケアをしっかりとしてあげることがもっとも手っ取り早く、しかも有効です。

名前は伏せますが、人気の有名な足ツボの先生も「かかと」のズレとそのケアについては、あまりよく知りません。

実は私のもとへ学びにいらしています。

「かかと」がズレるという現象に実感が湧かない方もいらっしゃると思いますが、普段の生活の中で一番ズレやすいのは、「かかと」なのです。

このことをぜひ覚えておいてください。

「かかと」をしっかりと調整してあげることが、正しい姿勢を保って、健康へと誘う第一歩なのです。

体は下から整える

「かかと」というのは、普段あまり意識することのない部位ですが、かなり酷使されています。

全体重を受け止め地面と接しているだけに、常に一番負担がかかっている部分です。

その「かかと」にかかる重みを、「かかと」を上げることによって「つま先」に移動させて歩きますが、その重さに耐えられなくて変形してしまったものが外反母趾《がいはんぼし》や内反小趾《ないはんしょうし》という足の骨のズレです。

「かかと」に重心がのらない靴を履いていると、そのしわ寄せは、つま先にかかってきます。結果、つま先が痛んでしまうわけです。

女性に多い外反母趾や内反小趾を予防するには、まず「かかと」をしっかりとケアして正常に保つことが重要なのです。

さて、先に血液の流れや体内循環が健康の重要ポイントだと言いました。どうすれば血液の循環がよくなるかについては、まだお答えしていませんでしたね。人間は腰から下、つまり下半身に体の70パーセントの筋肉があると言われています。筋肉が動くことで血流はより強く流れはじめるので、たくさんの筋肉がある足の血流をよくしてあげることが、体全体の血液の循環をよくする「健康のキー」となります。

巷には、「足の血流をよくすることはとても大事なので、みなさんきちんと歩いてください」と主張する本がずいぶんと出回っています。

糖尿病も、歩けば血糖値が下がって安定するとも言われています。

健康にとって大事なのは、血流の循環。

血流をよく循環させるには、足が大事。

「足の筋肉をしっかりと使うことによって、体の好調は保たれる。あるいは不調が減る」と提唱される方もたくさんいらっしゃいます。

その中には、よく話題となっている「ふくらはぎ」も入っています。

ですが、足の最重要部位は、まず土台となる「かかと」です。

「かかと」の位置をしっかり整えれば、姿勢はよくなり、体のゆがみもなくなるため、さらに血の循環もよくなります。

まず体の土台となる「かかと」を整える。

そこから、足首、ヒザ、仙骨と、上へ上へと関節をケアしていくことが、セルフケアをするうえで、もっとも有効な手法です。


健康は「かかと」から。

「かかと」をケアすることで足腰の健康は保たれ、それが全身の健康を促し、アンチエイジングにもつながります。

今からでも遅くありません。

いつまでも若く健康な体を保つために、「かかと」から始まるケアを覚えて実生活に取り入れてください。

第2章

「かかと」「足首」「ヒザ」「仙骨」重要パーツのセルフケア術

「かかと」のセルフケア術

オープニング

「かかと」がいかに大事な場所であるかは、前章でお伝えしました。重力に抗い、二本足で立つ人間の体の中で一番重力がかかっている部分です。「かかと」は体のゆがみを防ぐ、いの一番手。「かかと」のケアがもっとも大事になるので、ぜひマスターしてください。「足首」「ヒザ」「仙骨《せんこつ》」のセルフケア術も連続して紹介していきます。どれも数分でできる超簡単な方法です。

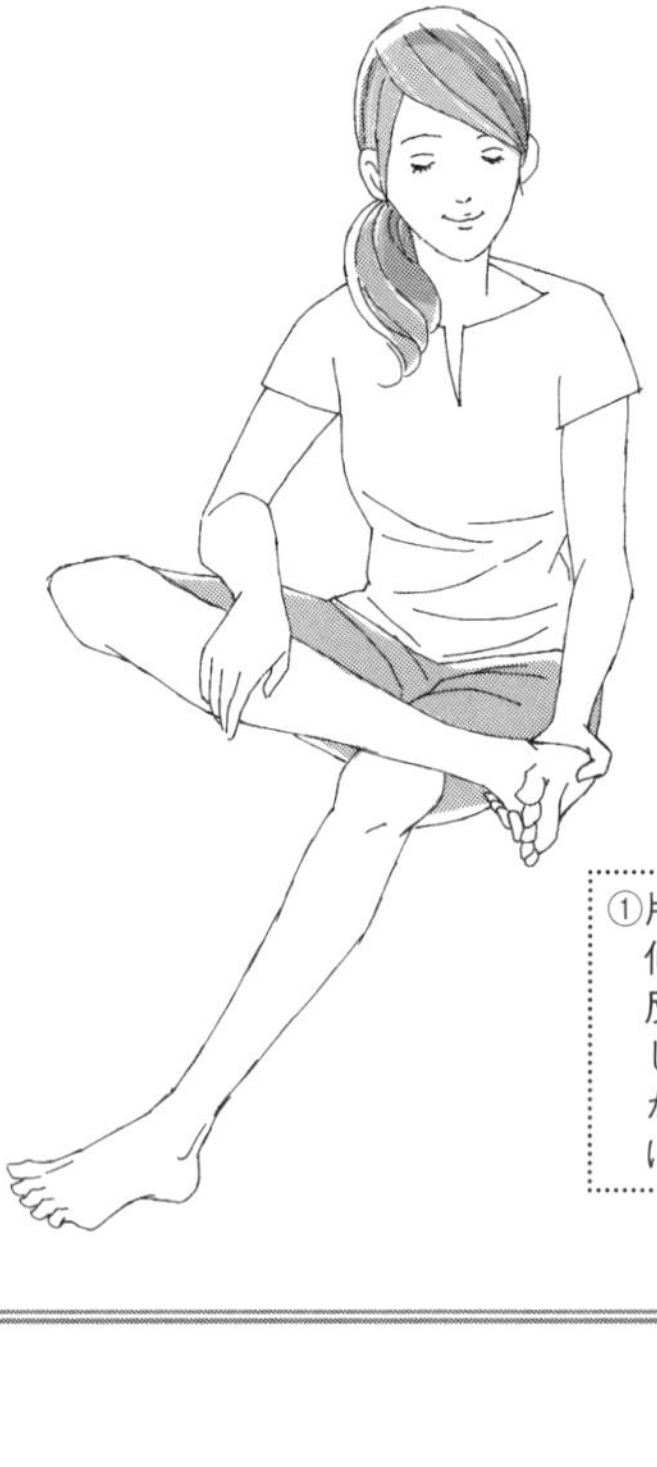

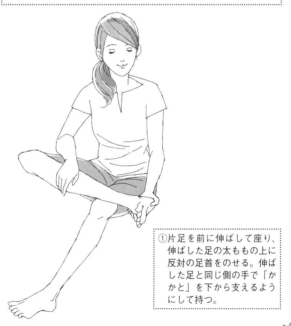

①片足を前に伸ばして座り、伸ばした足の太ももの上に反対の足首をのせる。伸ばした足と同じ側の手で「かかと」を下から支えるようにして持つ。

②ケアする足と同じ側の手を「かかと」の上にのせる。「かかと」の上下を左右の手ではさんだ状態で、両手を一緒に円を描くように回す。

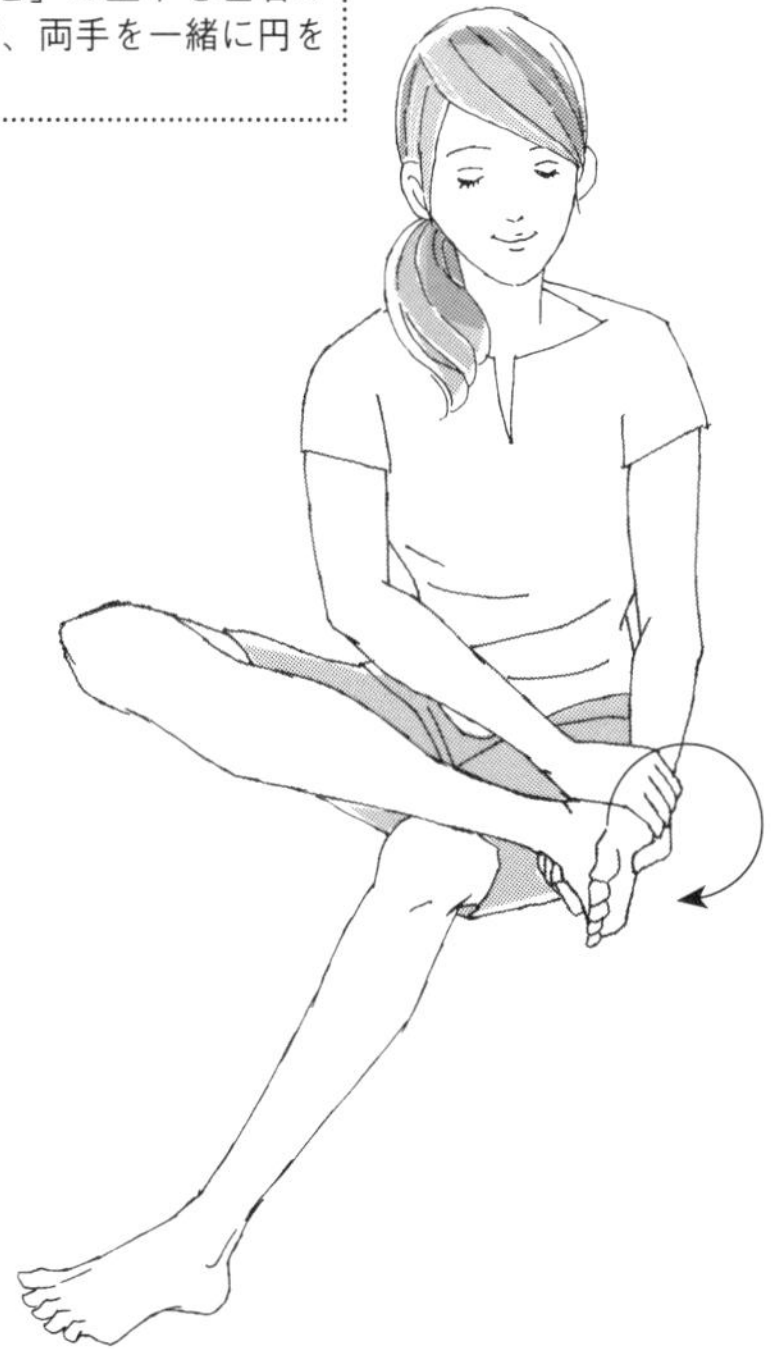

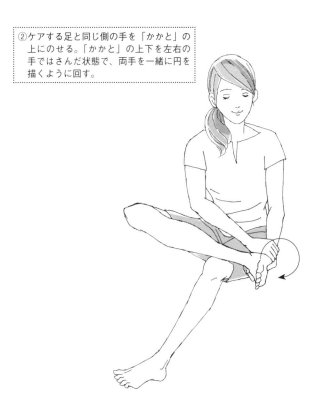

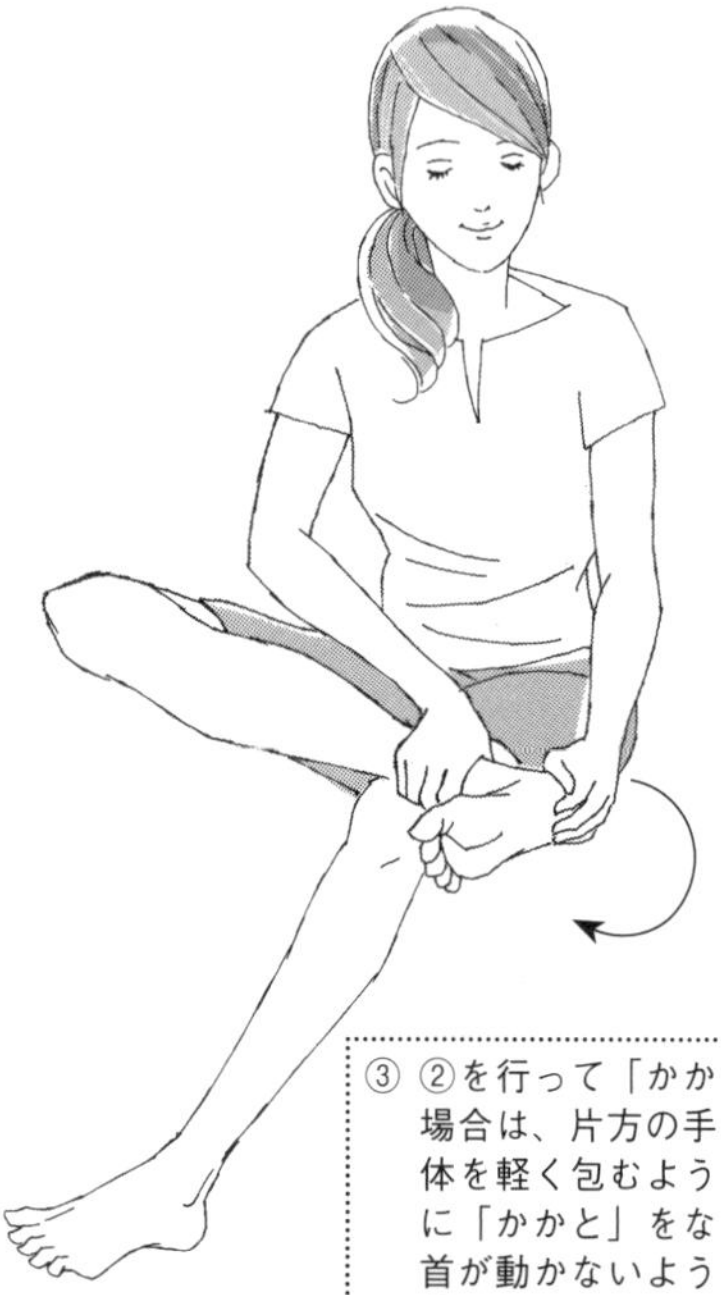

③ ②を行って「かかと」があまり動かない場合は、片方の手のひらを「かかと」全体を軽く包むように当て、円を描くように「かかと」をなで回す。このとき、足首が動かないように、もう一方の手で足首をしっかりと支えておく。

ポイント

足首の力を抜き、「かかと」のみを回すよう意識して。手のひらを「かかと」に強く押しつけ過ぎると、体が反発して、かえって「かかとまわり」が硬くなって動きが悪くなります。足首の力が抜けていると、つま先のほうも「かかと」の回転に連動してくれます。「かかとまわり」が柔らかくなっているのを実感してください。

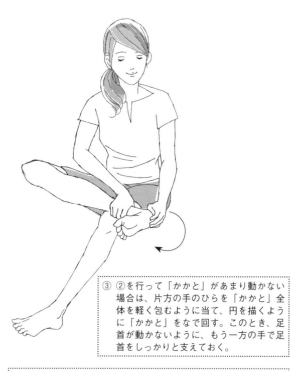

④ ③ができるようになったら、「かかと」を両手で包んで回してあげる。

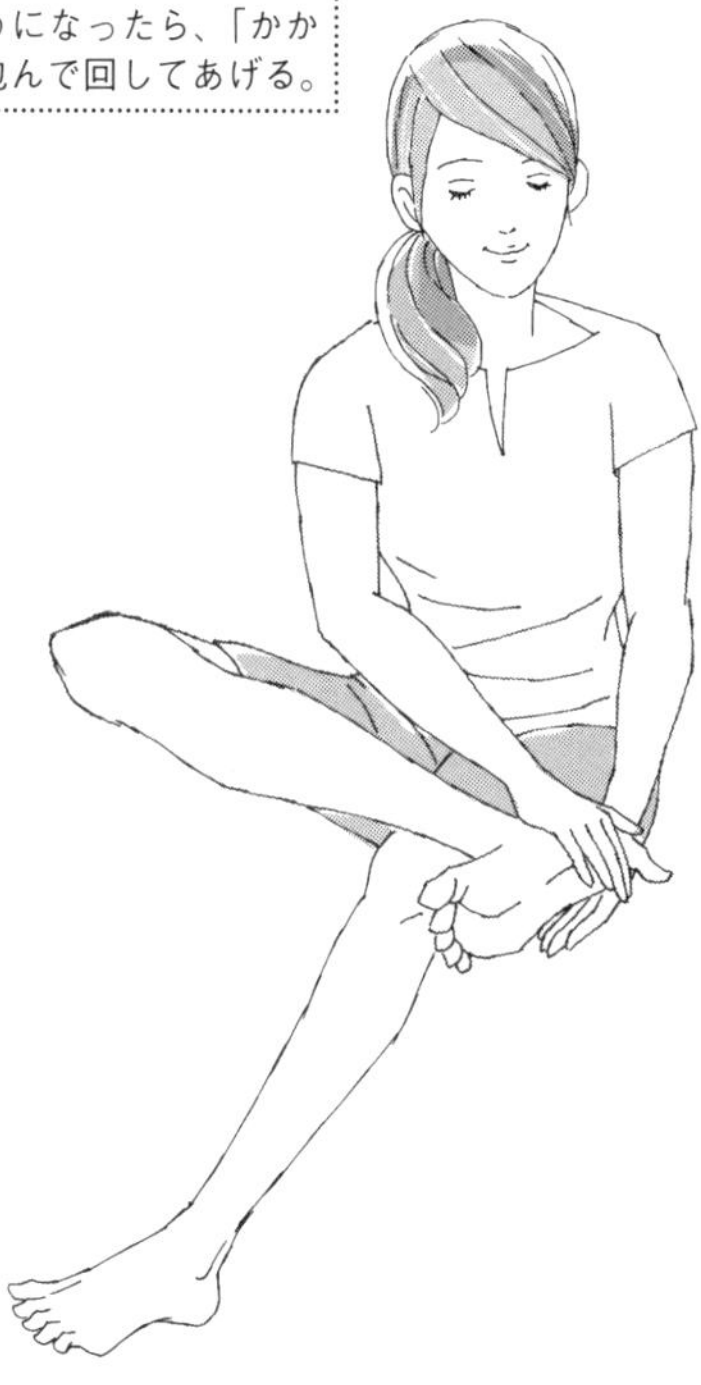

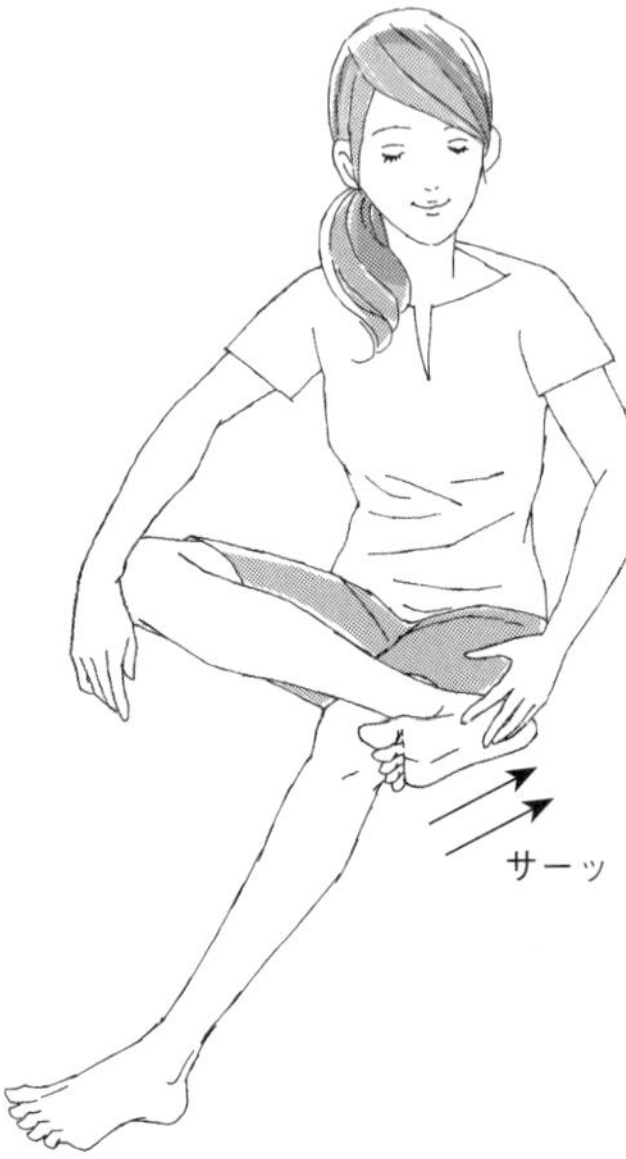

⑤指先で「かかと」と「足の裏」をサーッサーッとごくごく軽く、さすったり、なでたりする（軽《けい》擦《さつ》をかけると言う）。

ポイント

指と指の間を少し開いて手をほうきのような形にし、ほこりや糸くずを払うような感覚で行いましょう。

⑥もう片方の「かかと」も①〜⑤と同じ要領でケアを行う。

補足

実践してみていかがでしたか？

ケアしたほうの足だけが、ホワーンとした感じになっていませんか？

それは、ズレたまま固まっていた「かかと」の筋肉の緊張がゆるみ、バランスが整った証拠です。

簡単ですから、左右両方やってみてください。

反応のいい人なら、O脚がこの時点で直ったりします。

ちなみに、足の裏をサーッサーッと軽く刺激してくすぐったいという人は、かなり血流の悪い状態です。

「かかと」のケアを体験した人は、

「足の中心で立てている」

「立つこと、歩くことがラク。つま先側に体重が乗っていたことがわかった」

「『かかと』と地面の接地面積が広がった」

と、よくおっしゃいます。

また、「かかと」が整ったことで、姿勢のゆがみが多少なりとも矯正され、その分、姿勢がよくなって背筋が伸び、ヒザと腰の負担が軽くなったように感じる人もいらっしゃるでしょう。

たった数分のケアですが、「立っているのがラク」というのは、とても重要なことです。

逆に言いますと、立っているのがつらいのは、体が余計な力を入れないと立てないような状態になっているということです。

体のバランスが崩れていて、その崩れたバランスのまま無理に立とうとするから、体のあちこちに余計な力が入るのです。

真ん中でバランスが取れていれば、そのような力を使う必要はありません。

そもそも強い力というのは体のバランスには不要なのです。

人は、本来怠け者ですから、力を使わずにラクに立てるのであれば必然的にラクなほうへ変わっていきます。

力で強引に真っ直ぐな姿勢をとるというのではなく、こり固まった「かかと」をゆるめてズレを直してあげれば、自然と正しい姿勢になります。

「かかと」のバランスが正しく取れるようになれば、体全体の負担が軽くなり、不調も自然に消えていきます。

「足首」のセルフケア術

オープニング

「かかと」の次は、その上にある「足首」です。「かかと」同様に体の一番下にあるとても重要なところ。しっかりケアしましょう。

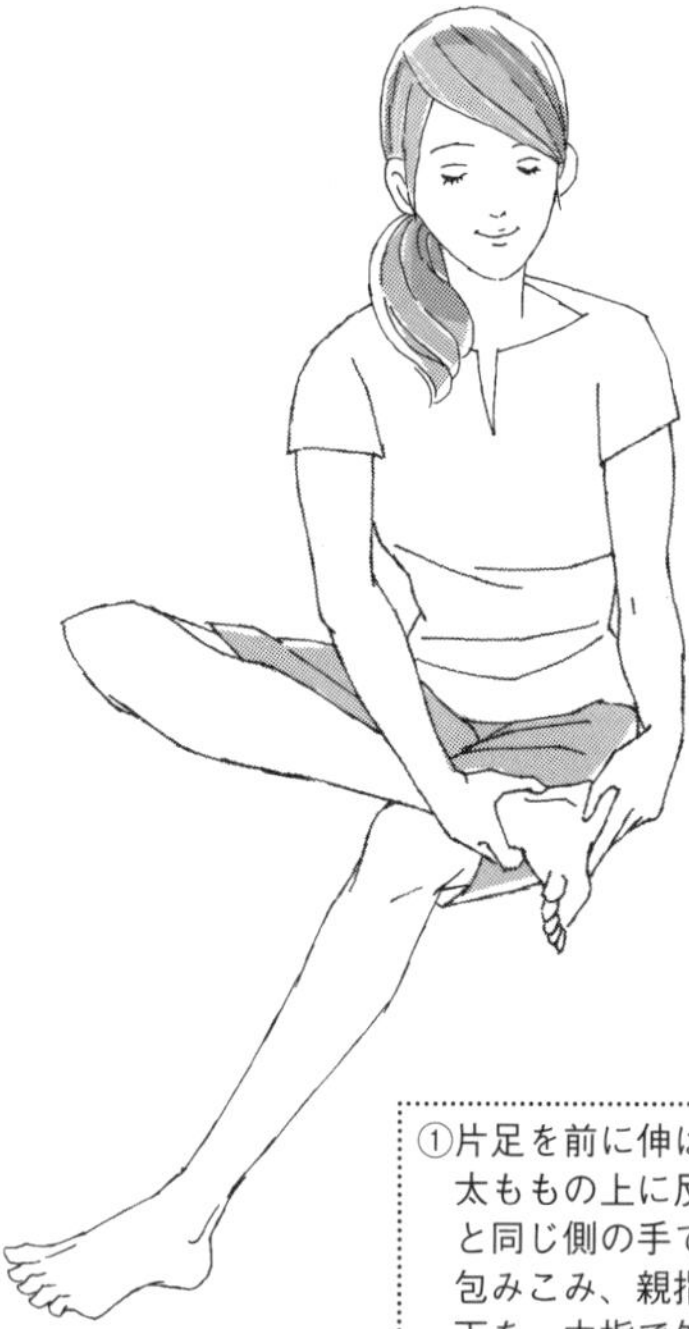

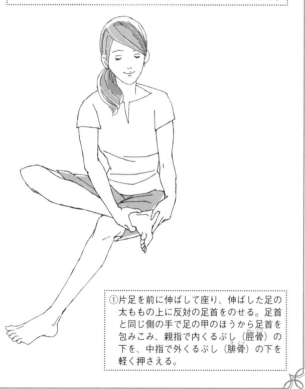

①片足を前に伸ばして座り、伸ばした足の太ももの上に反対の足首をのせる。足首と同じ側の手で足の甲のほうから足首を包みこみ、親指で内くるぶし（脛骨《けいこつ》）の下を、中指で外くるぶし（腓骨《ひこつ》）の下を軽く押さえる。

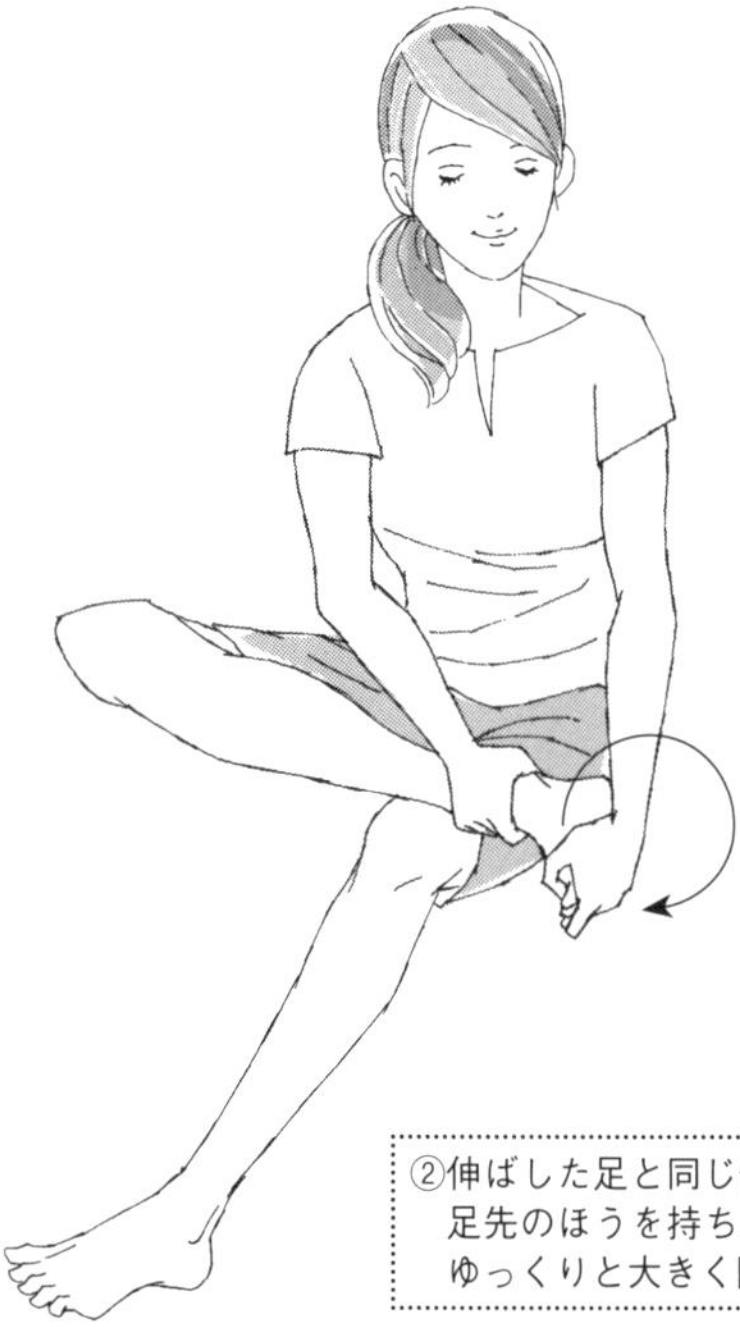

②伸ばした足と同じ側の手で
足先のほうを持ち、足首を
ゆっくりと大きく回す。

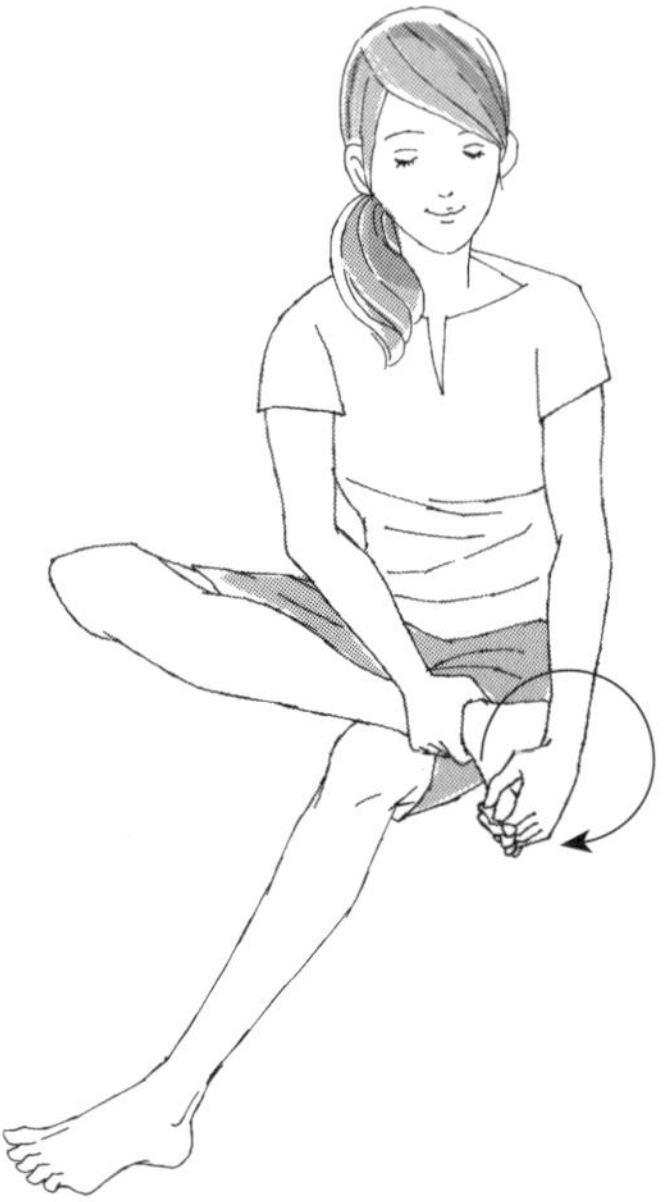

③足指の間に手の指を入れ、ゆっくりと大きく回す。
④もう片方の足首も同じ要領で回す。

ポイント

内くるぶしと外くるぶしの下の関節の部分は、立っていると上から体重がかかるため、狭くなっているのが普通です。そこを、このようにゆるめて広げると、体液や血液が流れ込み、「かかと」のケアと同様に、硬さが取れて立っているのがラクになります。

補足

足首と「かかと」の間には距骨《きょこつ》があり、足首から「かかと」にかけては、骨と骨をつなぐ靭帯《じんたい》が複雑にからみ合っています。

長年の悪い歩きグセなどによって、かかとがズレると距骨を介して足首の関節もズレます。ズレによるバランス不良を調整しようとして周辺の靭帯が厚くなり、結果、関節が硬くなります。すると、筋肉や骨の動きが悪くなって、ますます足首がズレるという悪循環が起こります。

このズレを解消するには、先に説明したように靭帯部分に振動を与えて、ゆるめてあげればいいのです。

「ヒザ」のセルフケア術

オープニング

ヒザの痛みには、ケガや骨折、リウマチ、関節の軟骨の磨耗によるヒザの骨の変形などいろいろありますが、ヒザ周辺の筋肉のこりも原因の一つです。

立ったり、座ったり、歩いたり……足を曲げ伸ばしして動くときにもっとも働くのがヒザの関節です。

ヒザの関節の複雑な動きを可能にするために、ヒザ周辺にはお皿を中心に全方位的に筋肉が走っています。

たとえば、太ももに向かって走る伸筋群の大《だい》腿《たい》四《し》頭《とう》筋《きん》や膝関節筋、内転筋群の薄《はっ》筋《きん》、屈筋群の大腿二頭筋、下《か》肢《し》に向かって走る腓骨筋群やヒラメ筋などです。

これらのヒザをサポートしている筋肉が硬くなると、関節の動きが悪くなってヒザを曲げるときに痛みが生じます。

ヒザを囲む筋肉のストレッチをすることによって、ヒザ周辺の筋肉が柔らかくなり、ヒザを曲げるのがラクになります。

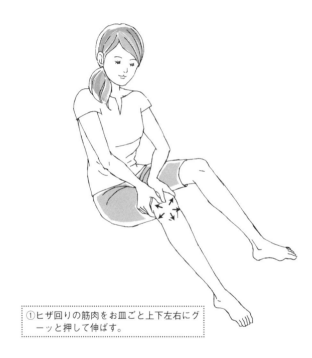

①ヒザ回りの筋肉をお皿ごと上下左右にグーッと押して伸ばす。

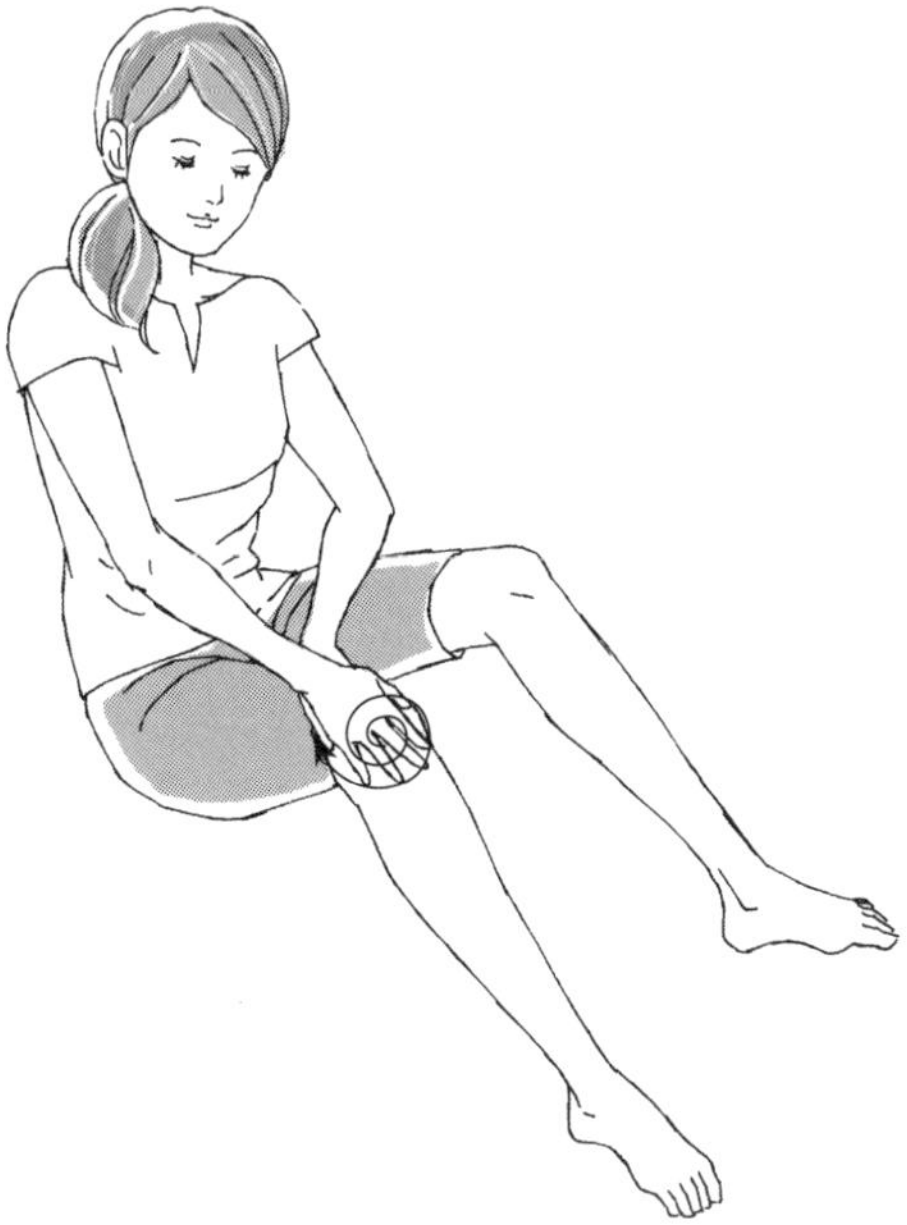

②手のひらの中心をお皿に当てて、お皿をぐるぐる回す。

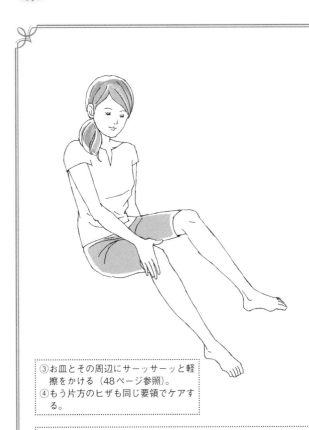

③お皿とその周辺にサーッサーッと軽擦をかける（48ページ参照）。
④もう片方のヒザも同じ要領でケアする。

ポイント

基本的にヒザのお皿が動く人のほうが健康です。本来、お皿は動かなければいけないものです。①〜③の動作はヒザを伸ばして行ったほうが楽な方もいます。

補足

ヒザの周辺を優しくなでながら軽擦をかけると、ヒザ周辺の筋肉の緊張がゆるんで、ほぐれてきます。

さらに、ヒザから太ももにかけても、ほこりを払う感じでサーッサーッと軽擦をかけます。すると、わずかですが皮膚が波を打ってまた元に戻ります。

そのとき、皮膚のすぐ下にある表層筋も一緒に動きます。

皮膚が運動すると、それについていこうとして筋肉が動くのです。

筋肉が動くには血流が必要ですから、軽擦をかけて筋肉を軽く動かすことで、血流を促し筋肉の隅々まで呼び込むことができます。

ちなみに、もっと強い力を加えたほうがより効果があるかというと、そうではありません。

強い力が加わると、体は防御反応を起こして、筋肉は硬くなります。押された力と同じだけの力を出して体が抵抗するためです。

さする程度の弱い力なら、抵抗する力も小さいため、筋肉は指の動きに合わせて伸びて広がります。

すると、表層筋と皮膚の間に血液が入り、筋肉が柔らかくなります。

しかも、血流は、太ももの表面の筋肉だけでなく、深層にある太い筋肉まで促されます。

したがって、太もも全体が柔らかくなります。


ところで、もし、お皿を回しているときに、奥のほうにゴリゴリしたものを感じたら、それは軟骨ではありません。

リンパ液の流れが滞って、免疫に関わるリンパ節が硬くなっているのです。

たとえば、リンパマッサージを受けたことのある方もいらっしゃると思います。

そのときに痛みを感じたという人は、リンパマッサージが正しく施されていません。

リンパではなく、筋膜の癒着をはがされただけです。

リンパには自分で流れる力はありません。

そのため、リンパ管には弁があり、筋肉や関節の動きによる刺激を受けて動きます。

ですから、ヒザに軽擦をかけたりお皿を回したりして、筋肉の動きを軽く促すだけで、リンパの流れはよくなります。

リンパ管は表皮に近いところを通っているので、痛みを感じるほどマッサージする必要はないのです。


さて、「ヒザに水がたまって痛い場合はどうすればいいですか?」という質問を受けることがあります。

結論から言うと、ほとんど水を抜く必要はありません。

ヒザの水は、関節液や血液などで、なんらかの原因で炎症を起こしているヒザを保護するためにたまっています。

炎症がおさまってくれば、水は自然に周辺の細胞に吸収され、排泄されていきます。

たとえば、水が2リットルもたまっているというのであれば、抜くのも仕方がありませんが、そうでなければ抜く必要はありません。

それよりも、先に紹介した軽擦を試してみてください。

この場合は、お皿だけでなく、ひざ全体をよくなでること。血流やリンパの流れがよくなって、水が早く吸収され、かなりラクになるはずです。


また、「ヒザが伸びきらない」という方もよくいらっしゃいます。

これは、ヒザの裏側の筋肉が硬くなっているのが原因です。

ですから、ヒザの裏側に軽擦をかけてください。揉む必要はありません。

余談ですが、私はヒザの治療に限らず、日ごろの仕術で揉んだことはありません。揉まない、圧さない、（骨をポキッと）鳴らさないです。

「仙骨」のセルフケア術

オープニング

「かかと」「ヒザ」と並んで体の最重要パーツと言えるのが「仙骨」です。尾てい骨のちょっと上の逆三角形の骨で、骨盤の真ん中にある骨です。人は「仙骨」がないと生きていけないとされています。生命を維持するための骨とも言われ、ここのズレが腰痛の原因にもなります。仙骨のセルフケアの方法は４種類あります。仙骨ならびに仙骨周辺をケアすると、筋肉が刺激されてゆるみ、血流が活発になって、腰がラクになります。

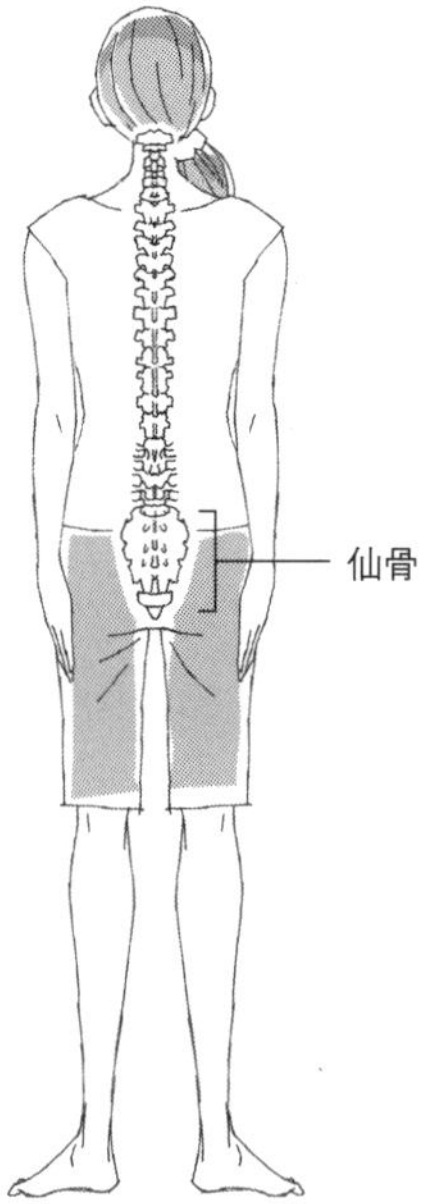

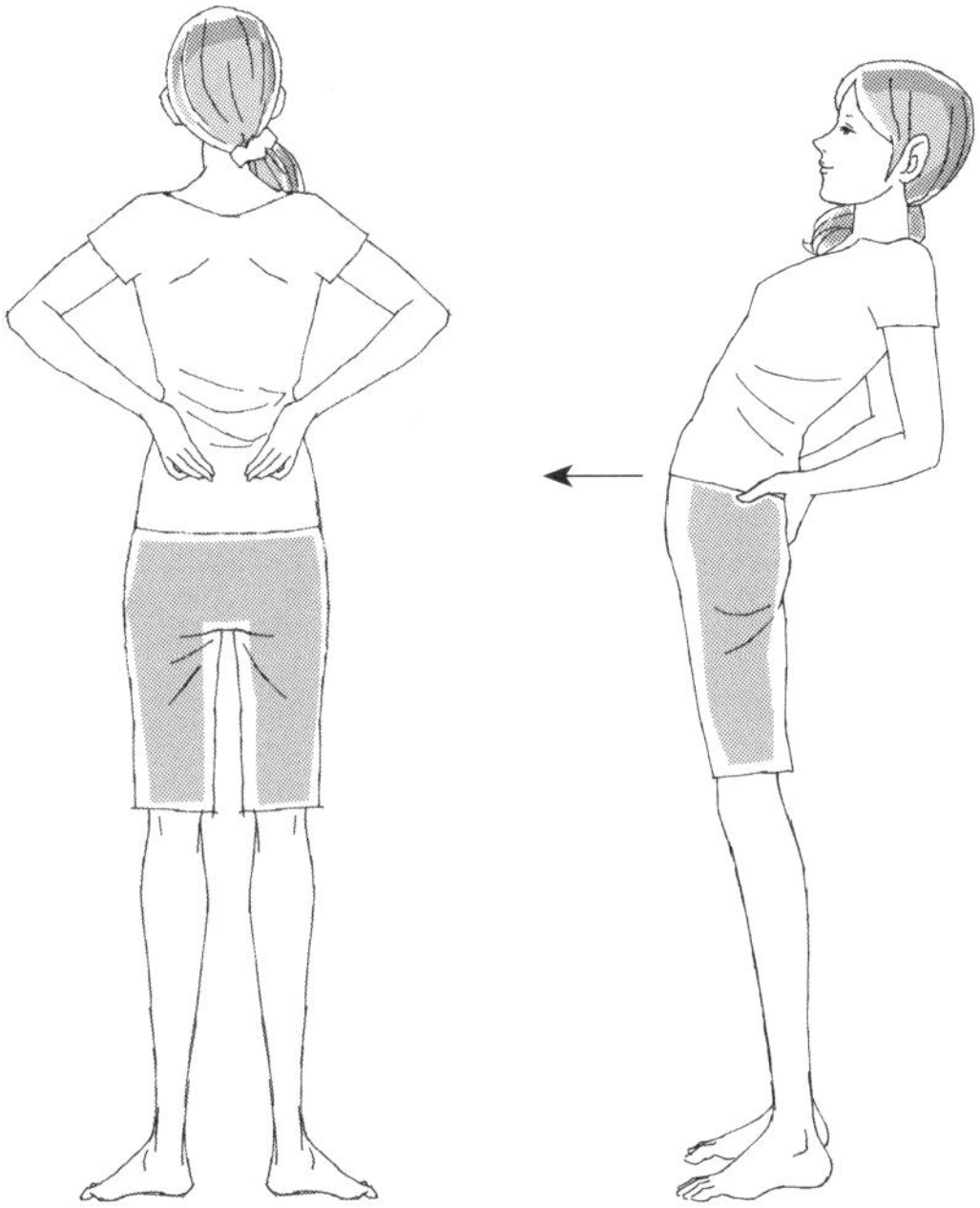

①第1の方法。両足を肩幅に開いて立ち、両方の手で仙骨の上（ちょうどウエストのあたり）を押さえながら、上体をぐっと後ろに反らす。

ポイント

ヒザは曲げず腰だけを前に突き出すイメージで。天井が見えるほど深く反らす必要はありません。

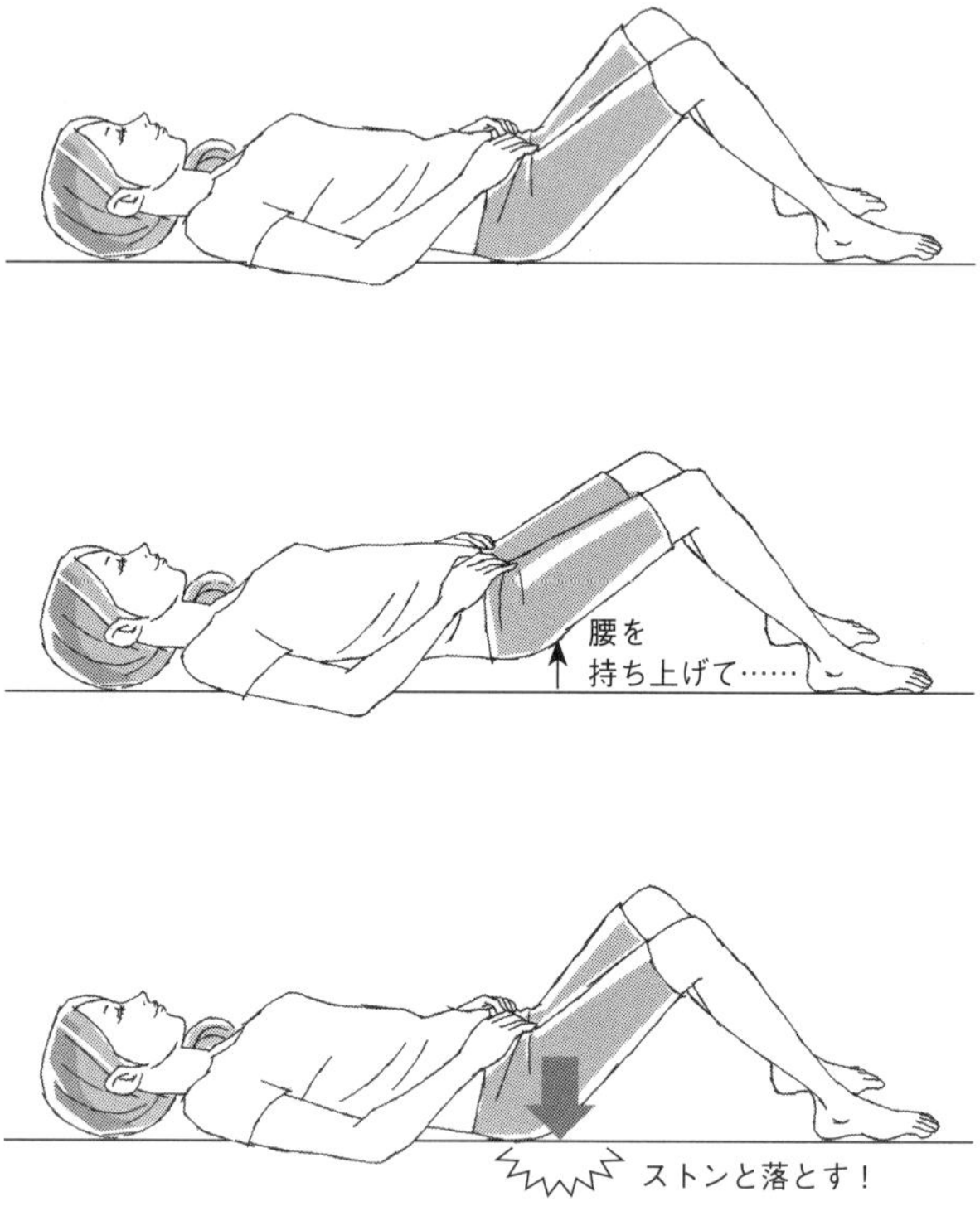

②第２の方法。ヒザを立てて仰向けに寝る。両肩と両足で体を支えながら、腰をグーッと上に持ち上げてストンと落とす。これを数回繰り返す。

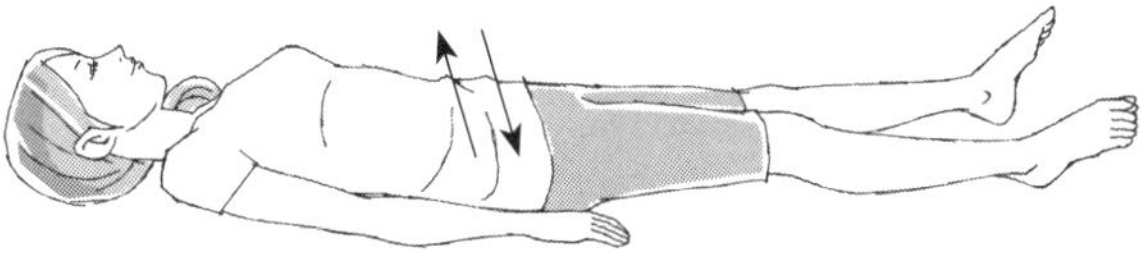

③第3の方法。仰向けに寝て、両手両足を開き、軽く大の字になる。腰だけを動かして体を左右に揺らす。

ポイント

かかとや足首の力は使わないこと。

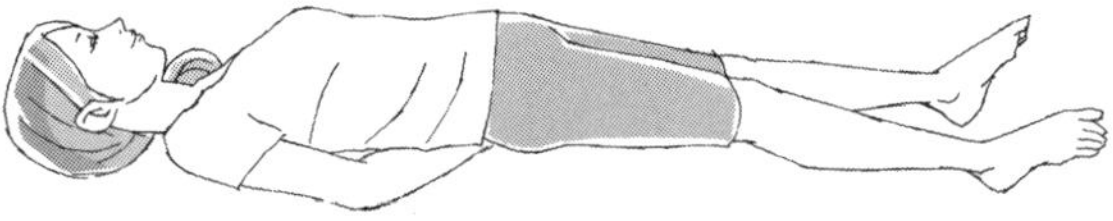

④ ③がやりづらい場合は、腰の下に手を入れて、その手を動かすことによって体を前後に揺らす。腰の下に両手を甲を上向けに入れ、指を支えに手の甲を上下に動かすと腰の力を使わずとも大きく体を動かすことができる。

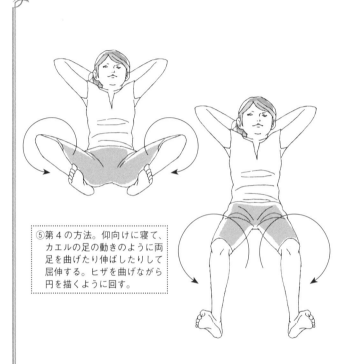

⑤第４の方法。仰向けに寝て、カエルの足の動きのように両足を曲げたり伸ばしたりして屈伸する。ヒザを曲げながら円を描くように回す。

ポイント

仙骨を中心に股関節周辺の筋肉を動かすことにより、リンパ管や血管の詰まりが解消され、ラクに立っていられるようになります。

補足

体はどの部分も重要ですが、あえて一番はと言えば仙骨です。

仙骨は体のコア。野球で言えばピッチャーです。

とはいえ、野球が一人ではできないように、仙骨も「かかと」「足首」「ヒザ」などの下半身に支えられてこそ。下半身も重要であることは言うまでもありません。

繰り返しますが、仙骨は骨盤の中心にあり（骨盤は仙骨と左右の2枚の腸骨から形成されています）、その下の尾骨や坐骨、さらに太ももの付け根の大転子《だいてんし》などと腸腰靭帯や仙結節靭帯などの多数の靭帯によって結ばれています。

したがって、仙骨がズレると靭帯もズレ、その結果、腰痛や腰のズレを引き起こします。

この調整法で腰痛などをやわらげる即効性はありますが、やはりその持続性などを考えると、仙骨の調整だけをやっていてもうまくいかず、「かかと」「ヒザ」のケアがベースとなります。

ちなみに、へその少し下、下腹の内部にあって気力が集まるとされる「丹田《たんでん》」をのせているのが仙骨です。

仙骨の正面に丹田があります。

武術的呼吸法になりますが、立ったままの状態で息を吸い込んでわざと腹をふくらませると、仙骨が動きます。

そして息を一気に吐き出すと、仙骨が締まり、立っているのがラクになります。この方法で丹田も鍛えられます。

なお、仙骨は「正しい歩き方」にも大きく関与していますが、これは後ほどお話しします。

第3章

「腰痛」「肩こり」「首のこり」さまざまな症状のセルフケア術

腰痛に効くセルフケア術
腰の真ん中が痛い人向け①

オープニング

この章ではさまざまな症状に応じたセルフケア術を紹介していきます。まずは、多くの方が苦しんでいる腰痛から。腰痛は、前の章で紹介している「仙骨のセルフケア」によっても緩和されますが、ここでは、もっと症状の重い方のためのセルフケア術を紹介します。腰の真ん中が痛い人と、片側が痛いとでは、それぞれアプローチ法が異なりますので、分けて説明します。

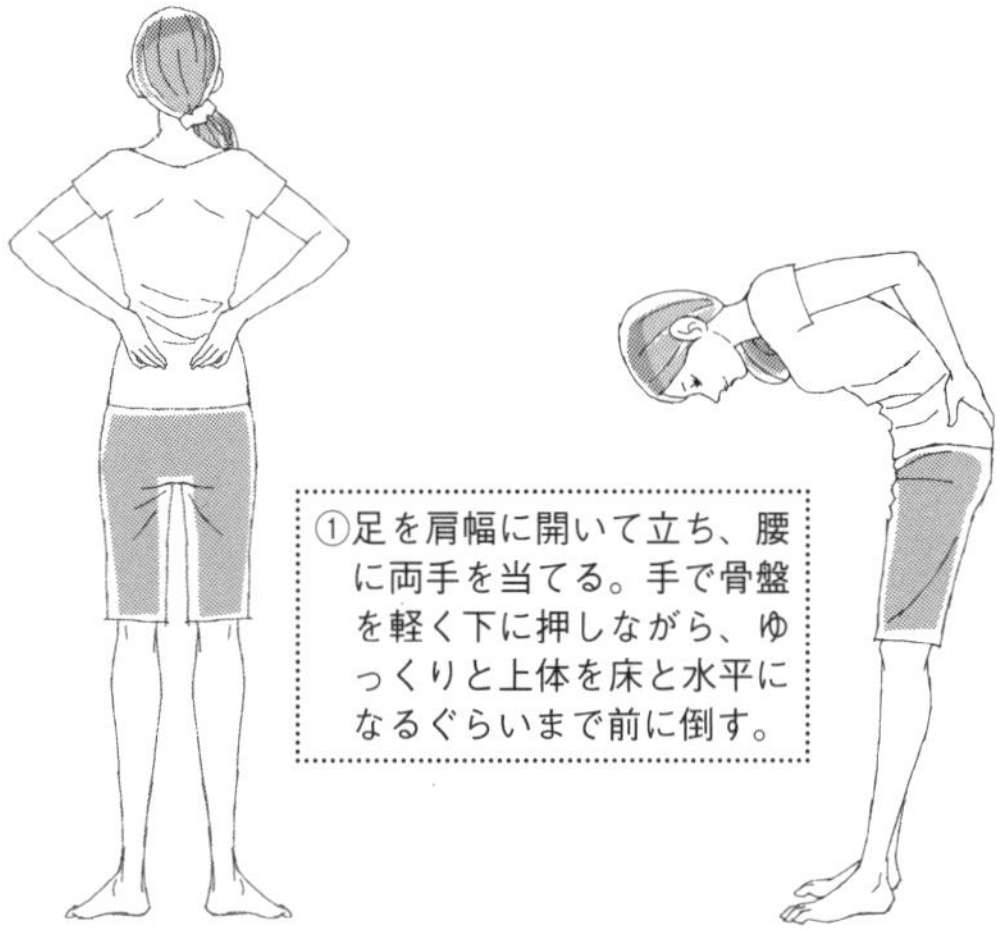

①足を肩幅に開いて立ち、腰に両手を当てる。手で骨盤を軽く下に押しながら、ゆっくりと上体を床と水平になるぐらいまで前に倒す。

ポイント

腰に当てる手は、指を少し曲げて手のひらをゆるめた状態にしておきます。

②今度は、ゆっくりと上体を起こし、後ろに反らす。天井を見上げるくらいまで反る。

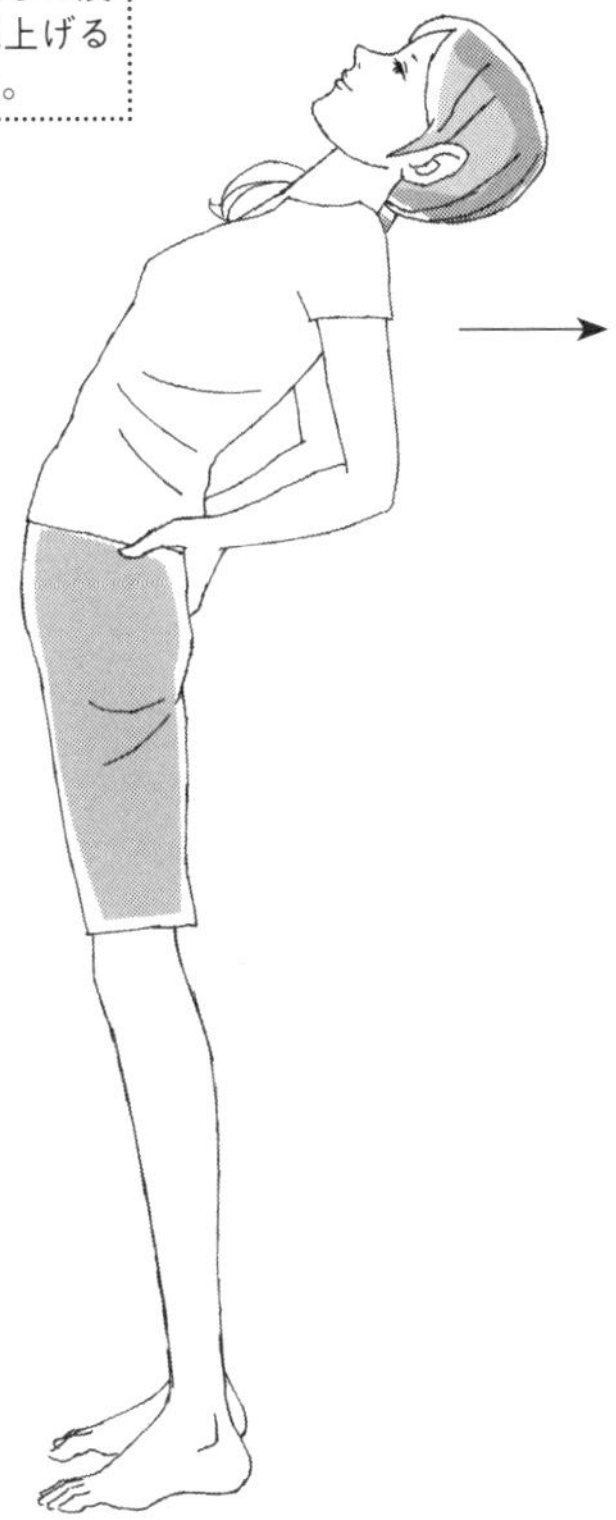

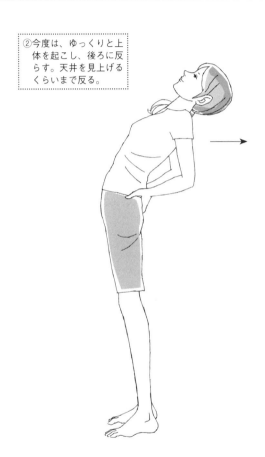

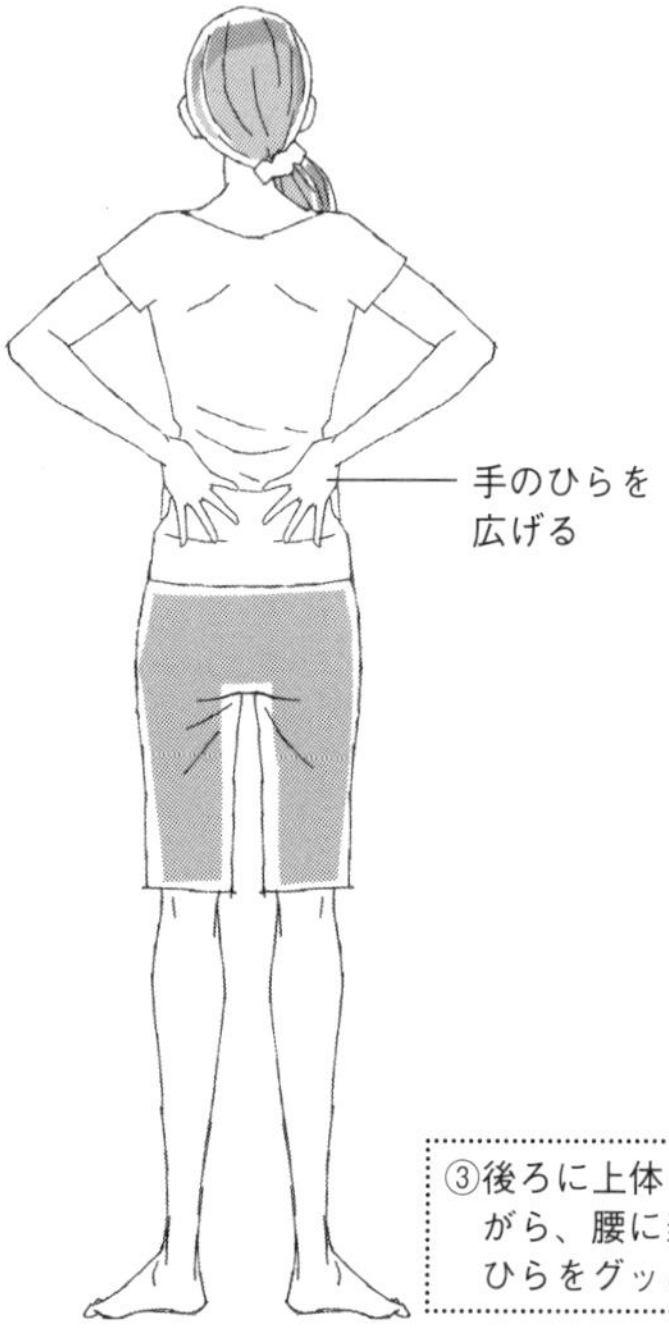

③後ろに上体を反らしながら、腰に当てた手のひらをグッと広げる。

ポイント

骨盤の上に置いた手を下向きに固定することで、前傾して脊柱と大腰筋とが縮もうとするのを邪魔します。しかし、筋肉自体は縮む運動を続けようとするため、血流が促されます。

また、後ろに反るときには背中の骨が縮んで血管が圧迫されます。それを手のひらで押し広げることで、血流を通りやすくします。

血液の循環がよくなると、腰痛の症状は自然に改善されます。

腰痛に効くセルフケア術
腰の真ん中が痛い人向け②

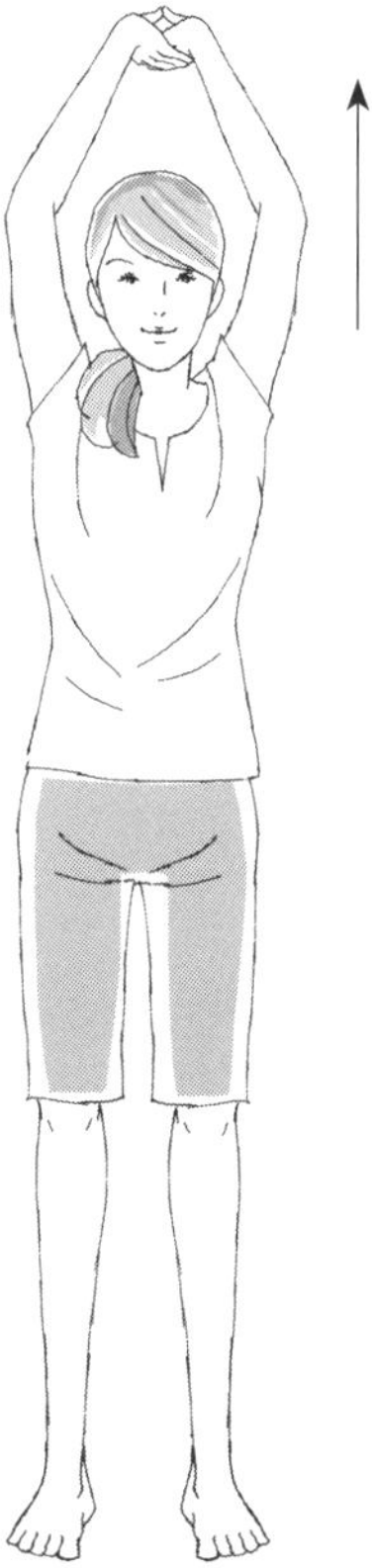

①両足を肩幅に開いて立ち、両腕を上げる。手のひらを上に向けて頭上で組む。

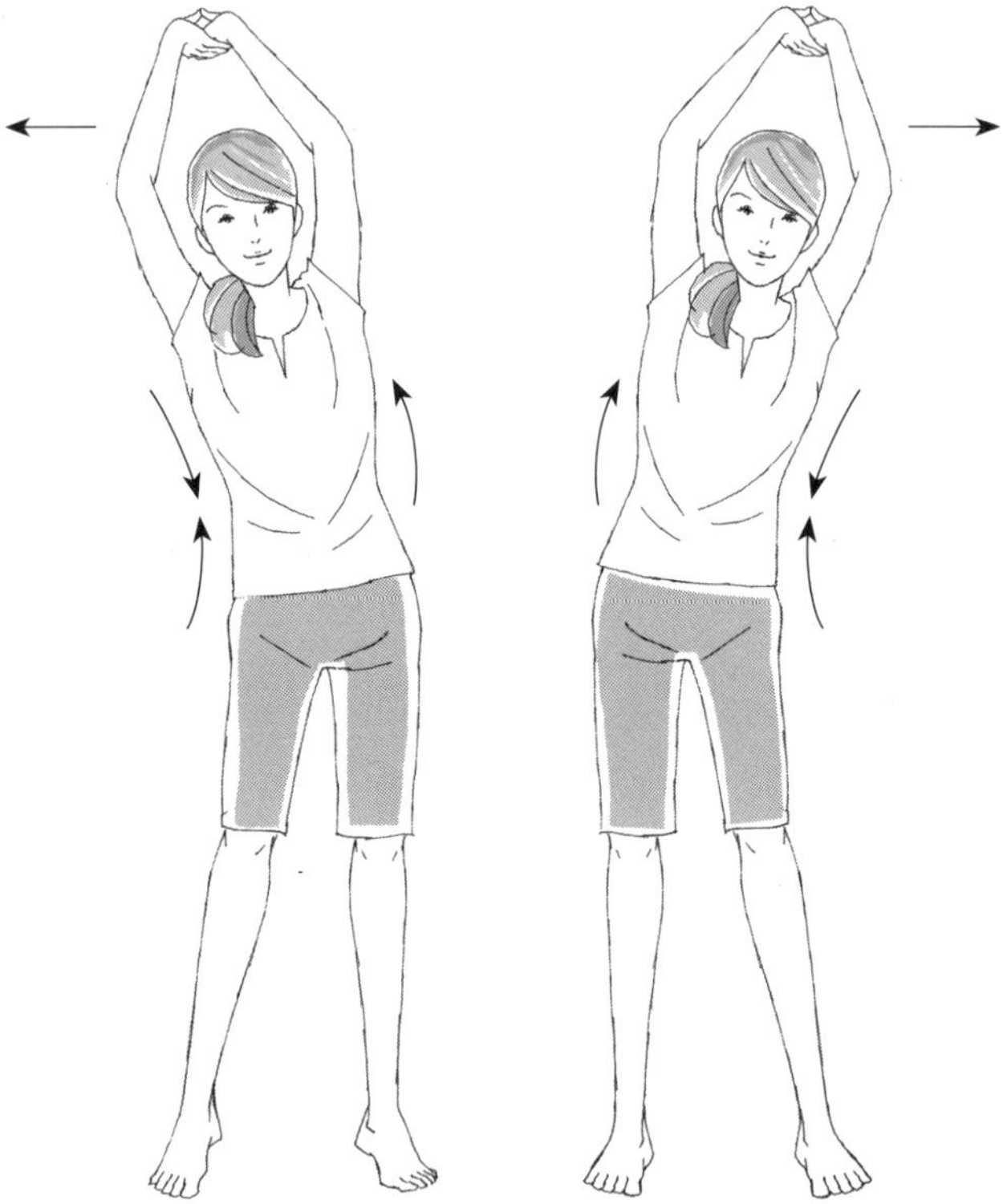

②上体をゆっくりと右に曲げ、右の脇腹をよく縮める。①の状態に戻して、今度は左に。

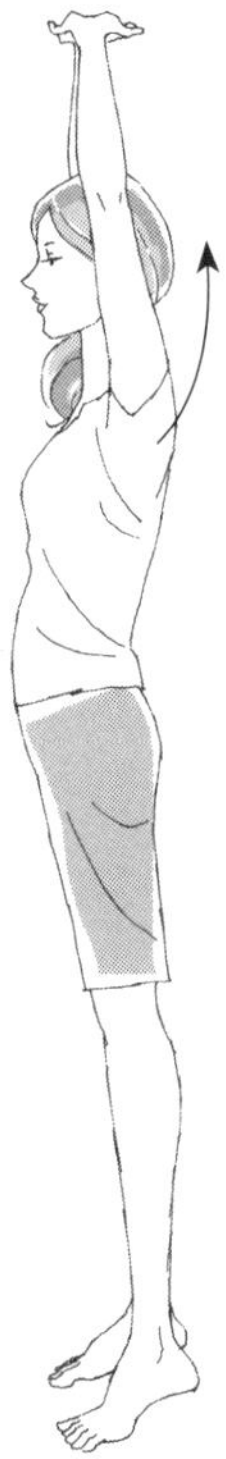

③ ①の状態に戻ったら、今度はかかとを浮かすくらいに上に向かって「う～ん」と伸びをして、ストンと両腕を落とす。

ポイント

伸びをするときは、腕を肩からではなく、肩甲骨から持ち上げて伸ばすように意識してください。さらに肩甲骨を中央に集めることを意識すると、背中全体の血流が調整され、スッキリ感が強くなります。

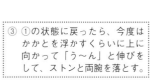

腰痛に効くセルフケア術
腰の片側が痛い人向け

①腰の右側が痛い場合。両足を肩幅くらいに広げて立ち、右の骨盤に手を当てて、しっかりと押さえる。

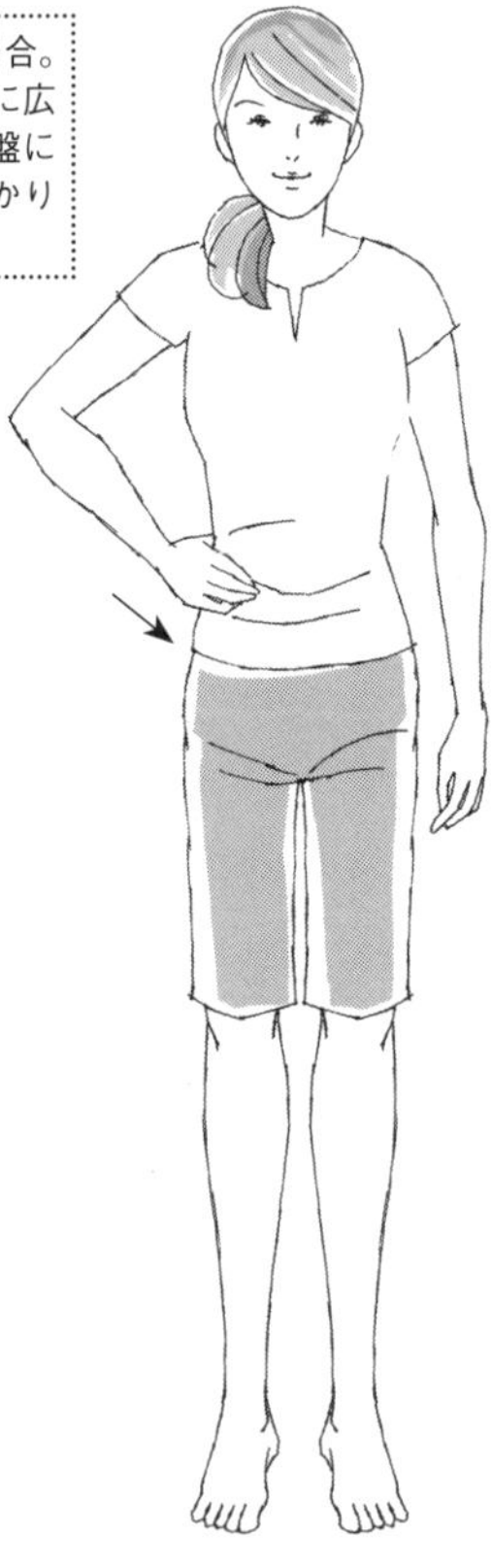

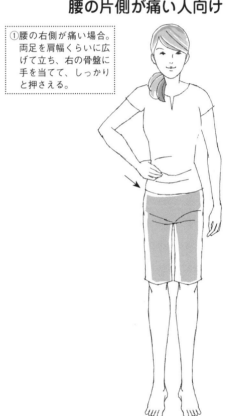

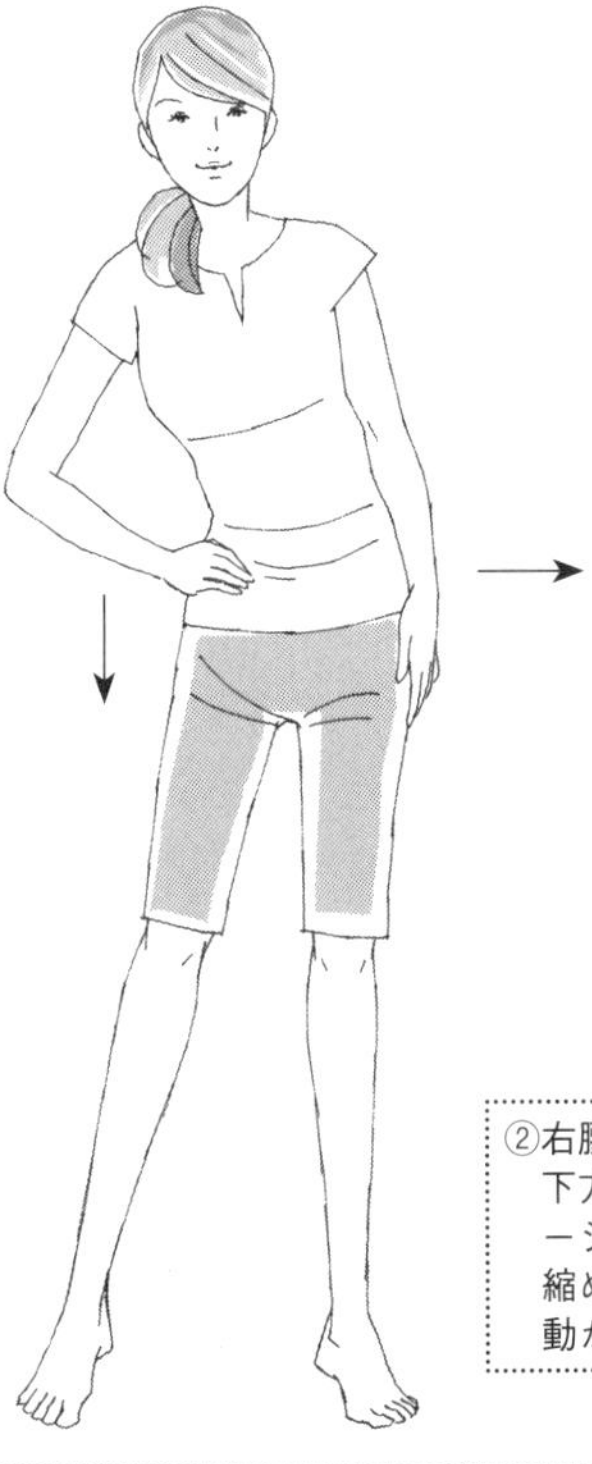

②右腰に押し当てた手を下方へ押し下げるイメージで押し、脇を曲げ縮める。腰を左方向へ動かす。

ポイント

縮もうとする筋肉を手で押さえると、その抵抗に逆らって、筋肉はさらに縮もうとします。結果、血流が促されて血液がたくさん入っていきます。一旦流れ出した血流は、すぐには止まらないので、その間に自然に痛みは解消されていきます。

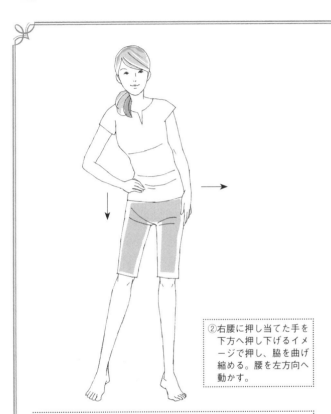

補足

腰痛の原因は、体のゆがみやズレであり、痛みはそのズレを体が修正しようとするシグナルです。

同じ姿勢をずっと継続することによって、その姿勢の維持のために筋肉は硬くなります。

たとえば、前かがみの姿勢を考えてみてください。

前に倒した上半身は重力によって下に引っ張られ、さらに倒れようとします。

それに逆らって、上体を前かがみのままで維持しようとすると、腰側の筋肉は上体を後ろに引き戻すために収縮します。つまり、筋肉は、伸ばされようとする力に逆らって、縮もうとする力を発揮するわけです。

その二つの力が等しくなったときに、前かがみの姿勢を維持することができます。

このとき、筋肉は、それ以上伸ばされないよう、つまり長さを変えないように、最大限の力を発揮し続けていることになります。

その状態を長くキープするということは、腰側の筋肉は緊張したまま硬くなるということです。つまり、筋肉はそれ以上は動かなくなるわけです。

そして、体は、動かない時間が長く続くと、その筋肉は運動する必要がない、という判断を勝手にします。

たとえば、石や鉄というのは、硬くて動かなくて冷たい。極端な言い方ですが、体がゆがんだ状態でキープされると、それと同じような状態になるわけです。要するに、体は固まることで、その姿勢を保とうとするのです。

それを、突然、よっこらしょっと上体を起こすと、体は、それまで運動をしていなかった筋肉を動かすために、急に体液の循環を促すことになります。

体内に起こっている現象としては、冷たいところに血流を入れて温め、動きやすくしようとするわけです。

ですが、たとえば、キンキンに冷えたコップを熱湯の中に入れたら、どうなりますか？

それが腰痛なのです。

ですから、定期的に運動するということがとても大事です。

といっても、過激に運動する必要はありません。歩く程度の運動でいいのです。

事務仕事などをしている人であれば、ちょっと背中を反らして腰の筋肉を縮めてあげる。それだけでも違います。

パソコンをやっている人なら、パソコンのモニターの位置を極力、目線の高さにまで調整する。

モニターの位置が低いと、どうしても猫背で前かがみになってしまうので、高さを調整するだけで腰痛はかなりラクになるはずです。

さらに、もし、環境が許すのであれば、椅子ではなく、バランスボールに座ってみてください。

バランスボールに座るには、きちんと中心軸で座らなければいけません。とても猫背になどなっていられません。

最初の2～3日はつらいと思いますが、4日ぐらいすれば慣れてきます。

それだけで、みなさんが長年抱えている腰痛の悩みは、ほぼ改善されます。

それでは、今この瞬間の痛みはどうすればいいのか？

簡単です。血流が通るようにしてあげればいいのです。

具体的には、先に紹介したセルフケア術や運動することによって血は流れます。

肩こりに効くセルフケア術①

オープニング

肩こりのほとんどは、血流をよくすれば改善します。

揉むと血流を阻害することがあるので注意してください。また、ストレッチをして筋肉を伸ばし過ぎると、筋繊維を傷めることもあり、ストレッチをすればするほど、ケガが多くなるということも実際によくあります。

血流をよくするには揉むのではなく、肩の筋肉をゆるめて、たるませることです。ここでは２種類のやり方を紹介します。

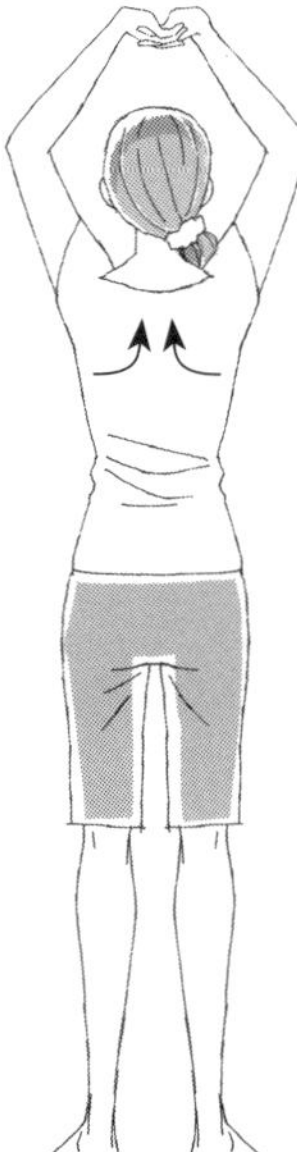

①両足を肩幅に開いて立ち、両手を手のひらを上に向けて頭上で組む。その際に肩甲骨を中央に寄せて上げることを意識する。

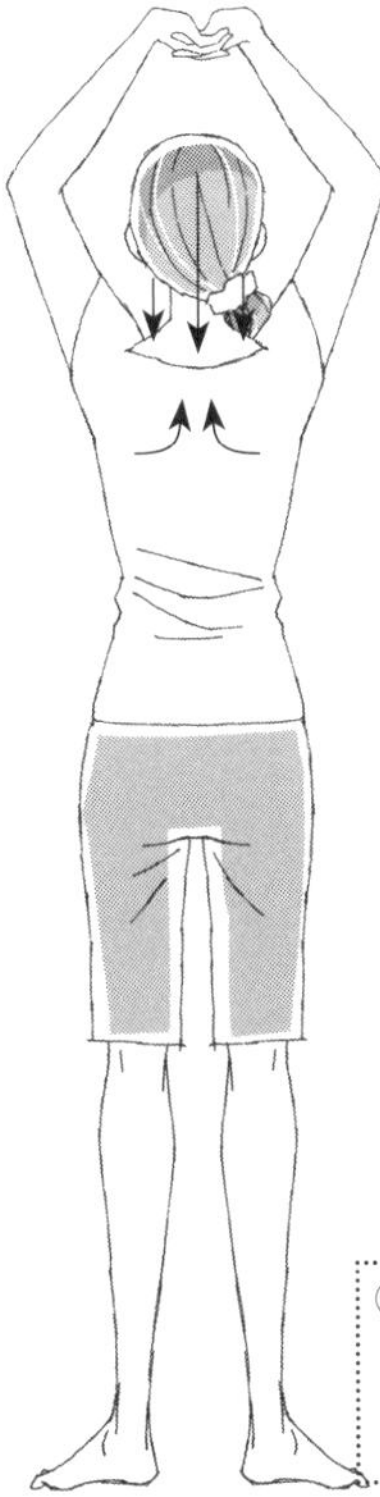

② ①の姿勢のまま顔を天井に向け、10秒ぐらいキープして、顔を正面に戻し手を下ろす。これを数回繰り返す。

ポイント

肩の筋肉にたるみが生じると同時に、肩甲骨が体の中心に寄せられるので、首の後ろの筋肉にもたるみができ、首のこりにも有効です。

肩こりに効くセルフケア術②

オープニング

①のセルフケア術で改善しなかった場合や、もっとひどい症状の場合の改善法もお伝えします。

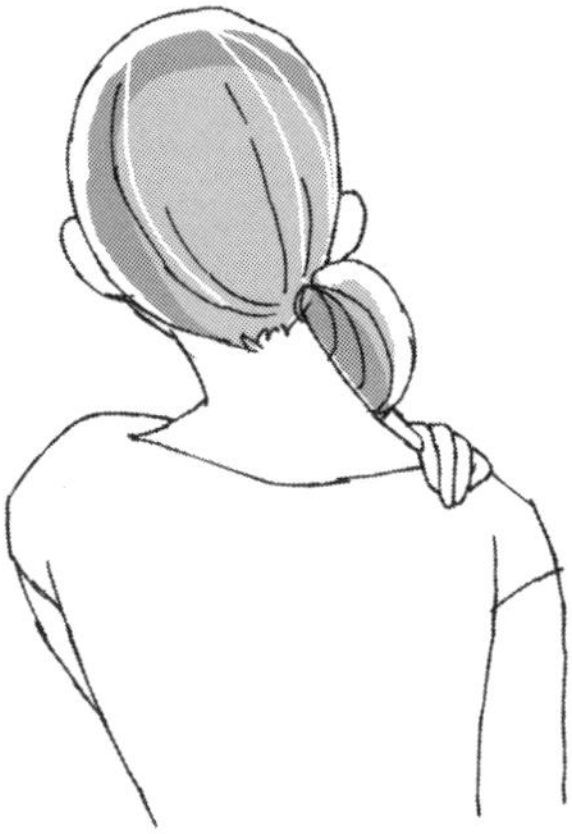

①首の横に、一方の手を当てる。このとき、手のひらで鎖骨から背中にかけて包み込むようにして、指先に少し力を入れる。

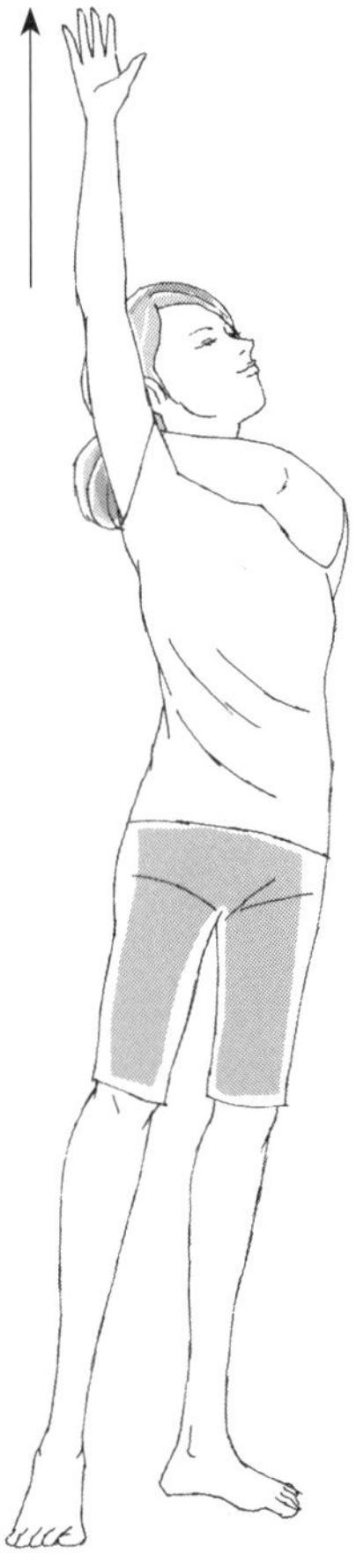

②当てている手の上に、頭を乗せるようなイメージで傾け、反対の腕をゆっくりと上にあげる。3呼吸ほどキープしたら、スッと腕を落とし首をまっすぐに戻す。一連の動作を2～3回繰り返す。
③もう一方の肩も同じ要領で行う。

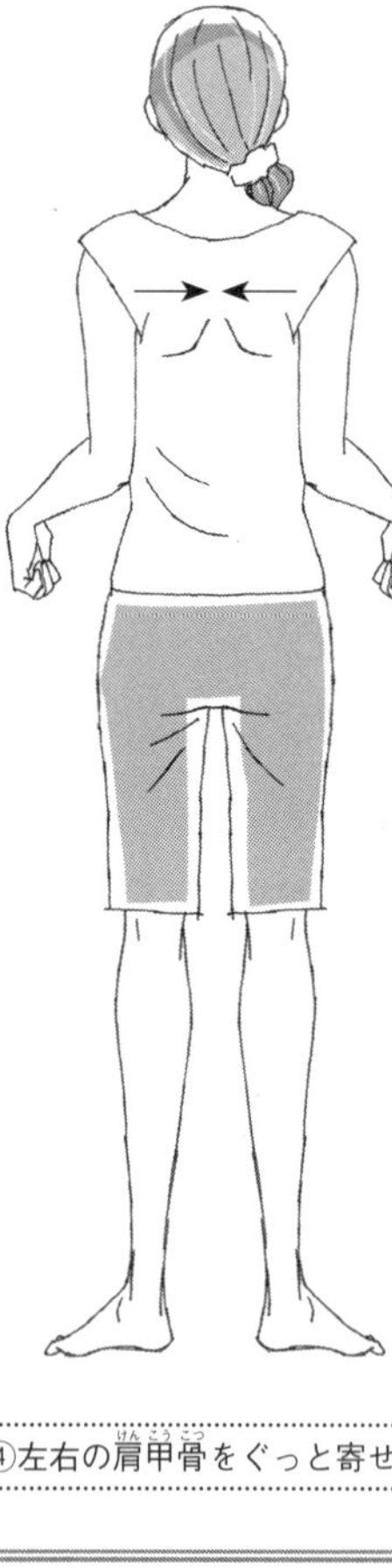

④左右の肩甲骨《けんこうこつ》をぐっと寄せる。

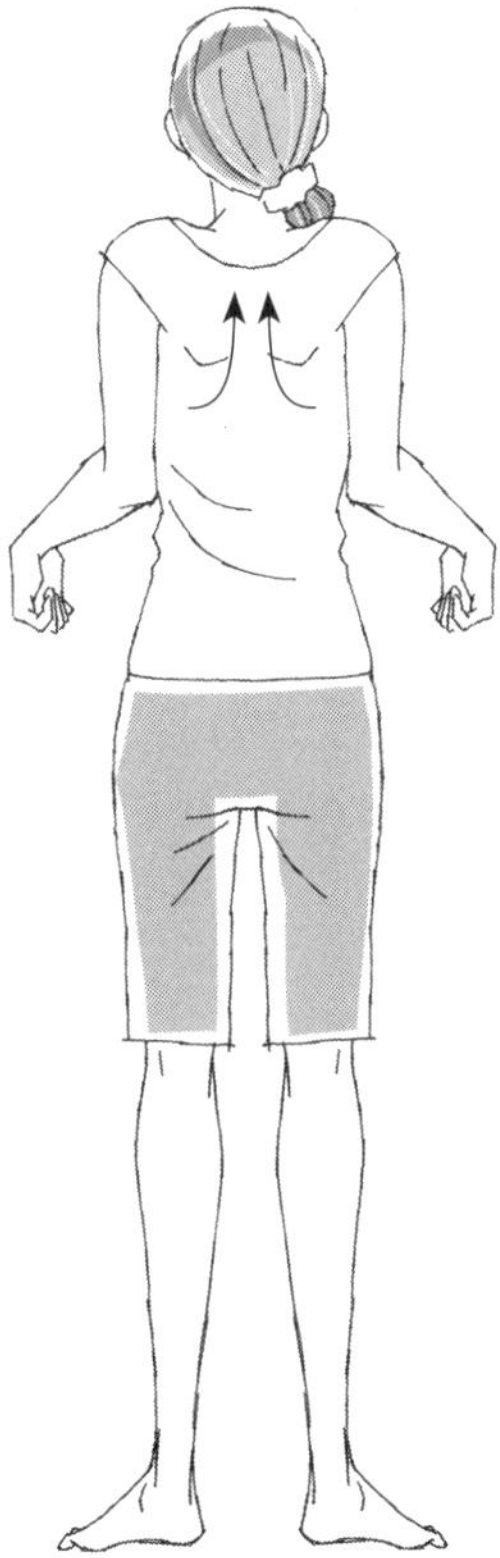

⑤ ④の状態のままで肩甲骨を上げ、3秒ほどキープする。

⑥ ⑤の状態のまま頭を後ろに反らす。

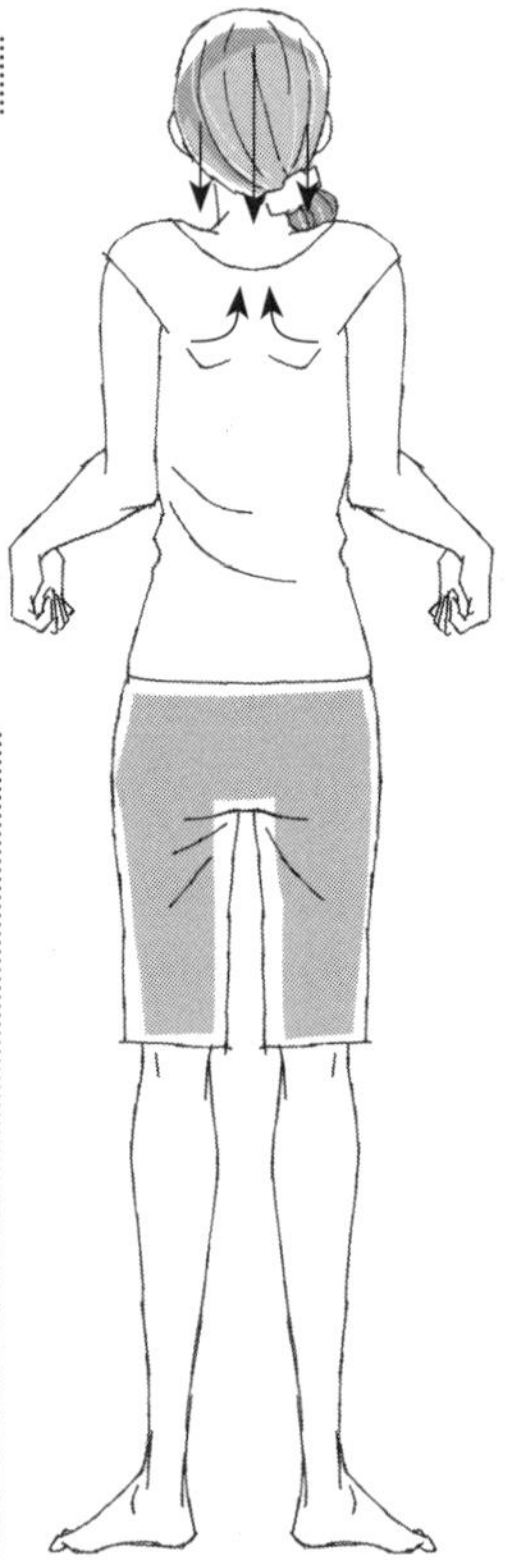

ポイント

首を横に倒し、倒したほうの腕を上にあげることで、自然に肩の筋肉は縮まります。しかし、肩の筋肉はあらかじめ手で包み込むように握られて、肩の縮みは制限されます。肩の筋肉はそれに逆らって一生懸命に縮もうとするため、そこにテンションがかかります。

筋肉のテンションがかかるところには、より多くの血流が呼び込まれます。

ただし、同じ力でテンションをかけ続けると、筋肉が固まってしまいます。後で述べますが、それが筋肉のこりにつながります。

テンションをかけて、ゆるめる。これを繰り返すことでこりがほぐれます。

補足

肩こりの正体は血流の滞りです。

それでは、なぜ肩の血流が滞るのでしょうか？

たとえば、正しい姿勢をとっていると、肩には余計な緊張がかからないので、筋肉はリラックスした状態です。言い換えると、ゆるんで、たるんだような状態になっています。

つまり、正しい姿勢というのは、体が適度にゆるんでいるということです。だから、肩こりも起こりにくいのです。

ところが、猫背のように前のめりの姿勢になると、肩の筋肉は前傾した首や前に垂れる腕を引き戻そうとして、縮みます。

前の項目でも説明しましたが、その姿勢が長く続くと、肩の筋肉は、引き伸ばされようとする力に逆らおうと、縮もうとする力を最大限に発揮したまま固定した状態になってしまいます。

すると、筋肉が動かないため、血流が悪くなり、肩周辺に疲労物質がたまって痛みが出るのです。

これが、いわゆる「肩が張って、凝った状態」です。


ちなみに、猫背や巻き肩のように頭が前傾すると、バランスを取ろうとしてアゴが上がります。

すると、今度は上がったアゴとバランスを取るために腰が前に引けます。

腰が前に出ると、自然に股関節も前についていき、重心が前にズレたことでヒザに負担がかかり、さらにつま先の上に体重が乗って、つま先で歩くようになります。

そうして、つま先の筋肉が突っ張って「かかと」がズレる……という悪循環が起こります。

繰り返しになりますが、「かかと」を調整して、体重が「かかと」にもちゃんと乗るようにすれば、全身がバランスを勝手に取り戻していきます。

やはり「かかと」のケアはとても大事です。

首のこりに効くセルフケア術

オープニング

首のこりのセルフケアはとても簡単です。基本原理は肩のこりをとるのと同じ、筋肉をたるませて血流を呼び込むことです。

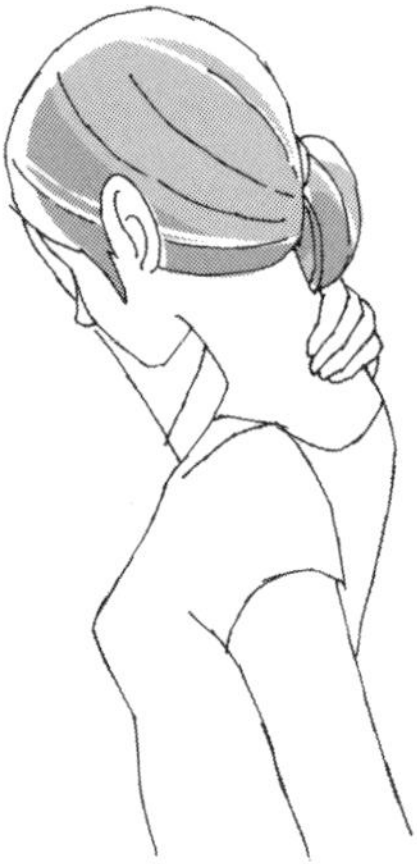

①片方の手で首の後ろを包み込むようにして軽く握り、首の筋肉を軽く引っ張る。

ポイント

首から筋肉をはがすようなイメージで、軽くつまんで引っ張り上げるのがコツ。ただし、あまり強くは握らないこと。

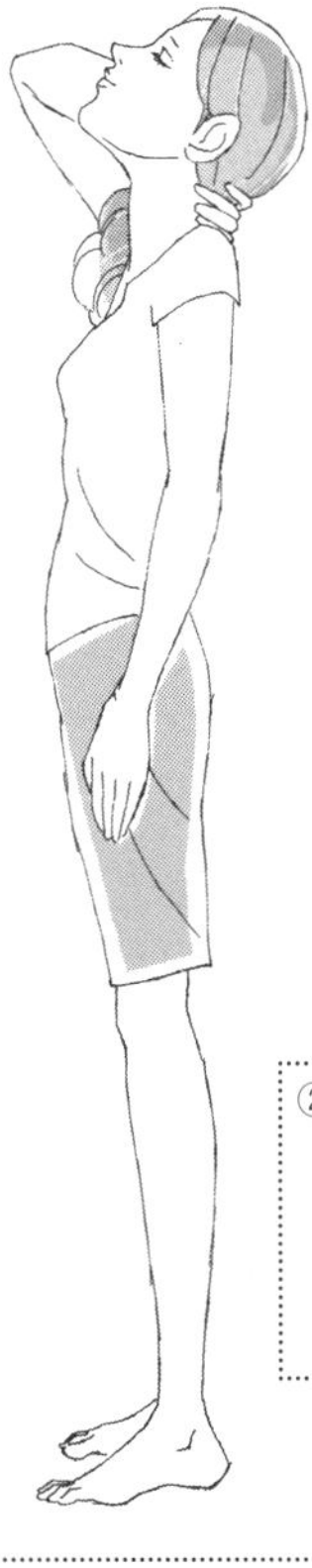

②手で首を握った状態のまま、顔を上げて天井を見る。3呼吸ぐらいキープしたら、パッと手を離し、顔を正面に戻す。

ポイント

顔が天井方向を向くことで生じる首の筋肉の縮みを、手で邪魔することで制限し、血流を呼び込み、促します。

頭スッキリ、目ハッキリのセルフケア術

オープニング

目のまわりには、眼球やまぶたを動かす筋肉があります。目の疲れの原因は、これらの筋肉がこって固まってしまうことです。

ですから、目の筋肉をほぐしてあげれば、目の疲れはとれ、スッキリします。ただし、強く押すと眼球を傷つけてしまうので、注意が必要です。目を優しくケアするこの方法なら、術後、すぐに視界がハッキリするのがわかります。

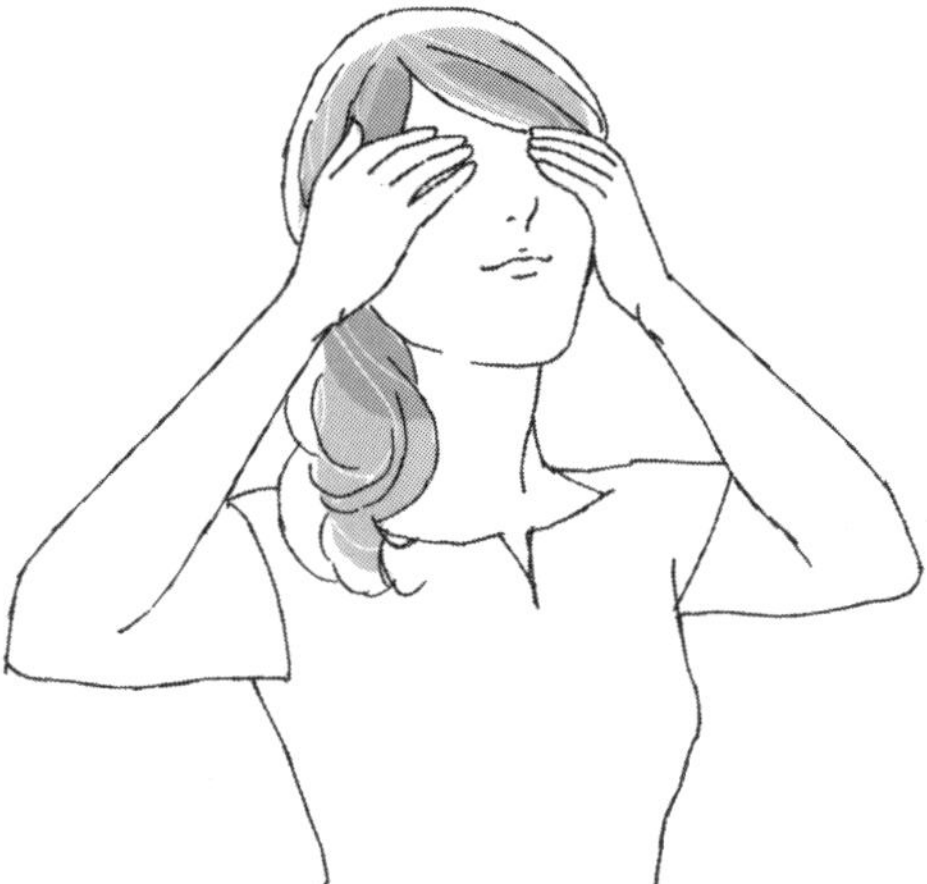

①目を閉じ、中指と薬指を横にしてまぶたに当て、軽く押さえる。このとき、人差し指の付け根あたりでこめかみを軽く押さえるようにする。

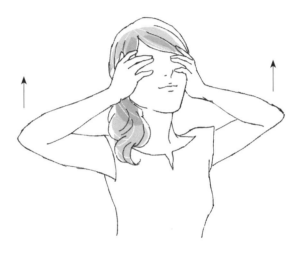

② ①の状態から、手首が真っ直ぐになるまで肘を上げる。

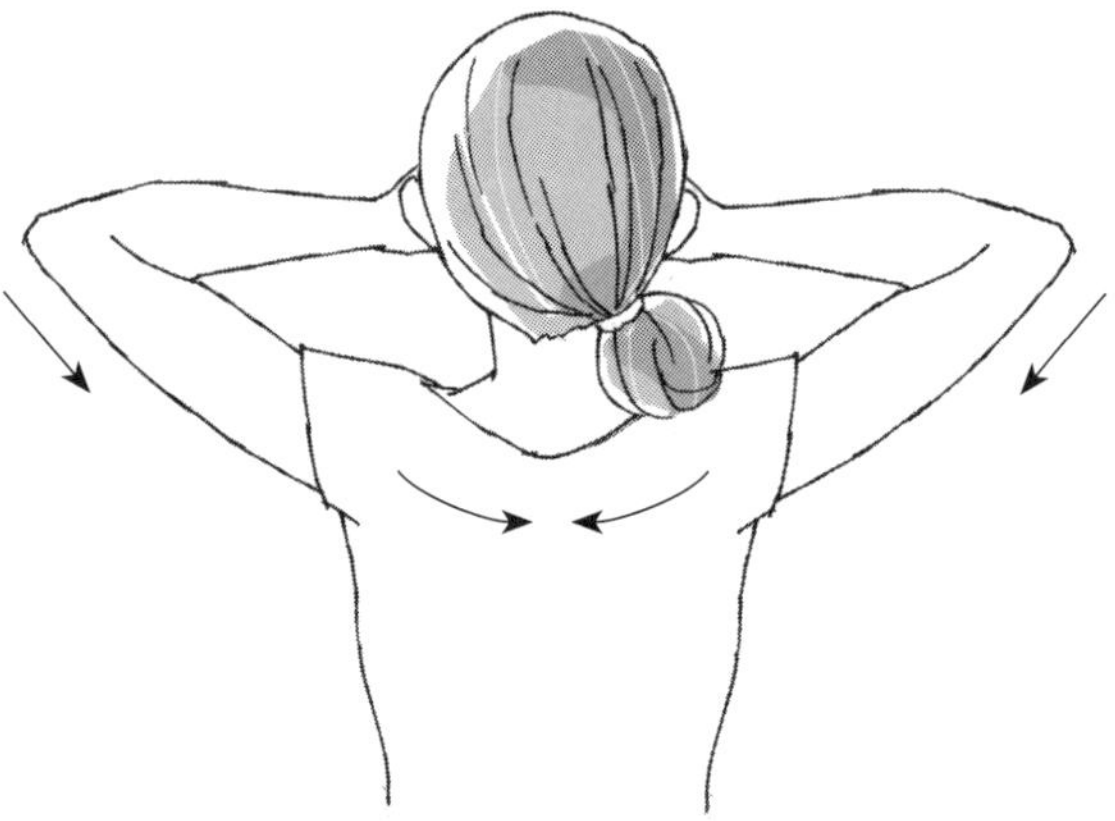

③ ②の状態のまま、両肘を少し後ろに引いて、肩甲骨を中央に寄せる。

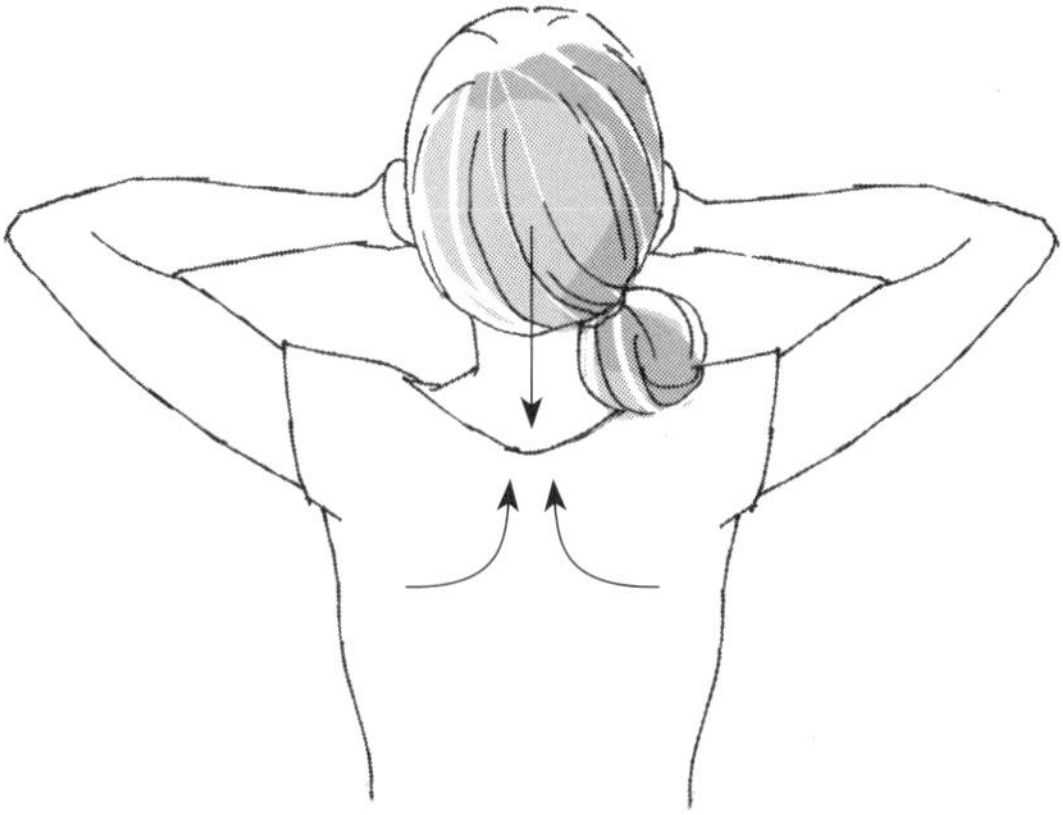

④顔を上に向け、3秒くらいキープして②の姿勢に戻る。これを数回繰り返す。

ポイント

左右の肩甲骨を引き寄せ、さらに首を後ろに倒すことで、首の筋肉をよくたるませます。首には、目のある頭部へと血流を送り込んでいる頸動脈が走っているので、首の筋肉をほぐすことで、頭部全体の血液の循環がよくなります。

補足

仕事でパソコンを使い、通勤中もスマホなどのモバイル画面から目を離さず、テレビを見ながら食事して、さらに寝る直前までスマホのチェック……現代人はとかく目を酷使しがちです。

目の疲れがひどくなると、頭痛に発展することもよくあります。

長時間、目を酷使する生活をしている人は、意識して休憩をとり、目を休めましょう。そのときに、このセルフケアを行うと、目の回復力は格段にアップします。

このセルフケアには、目の疲れをとる三つの効果があります。

一つは、目の上に手を当てて目のまわりを温めることで、血流を促す効果。

二つ目は、人差し指の付け根でこめかみを押さえることで、こめかみを走る浅側頭《せんそくとう》動脈の血流を促す効果。浅側頭動脈は、眼輪筋などに栄養を運ぶ眼窩《がんか》動脈とつながっているので、こめかみを刺激することで、目の筋肉をほぐし、疲れをとることができます。

三つ目は、「ポイント」でも述べましたが、首の後ろの筋肉をたるませることで、頸動脈の循環をよくする効果です。

このように、三つのアプローチで目のまわりの筋肉をほぐして循環をよくするので、疲れ目が早く改善されます。

さらに、目のまわりには交感神経から副交感神経に切り替わるスイッチがあるので、目を軽く押さえて刺激をし血流を促すことで、リラックス効果も得られます。

簡単なセルフケアで、疲れた目と頭とを一度にリフレッシュすることができるのです。ぜひ、実践してみてください。

お腹をひっこめる方法

オープニング

ポッコリとしたお腹を気にされている女性の方は多いと思います。
下腹が出るのは、臓器が下がっているからです。
短時間で下腹ポッコリを解消できて、腸の具合もよくなるセルフケア術を紹介します。

内臓の見取り図

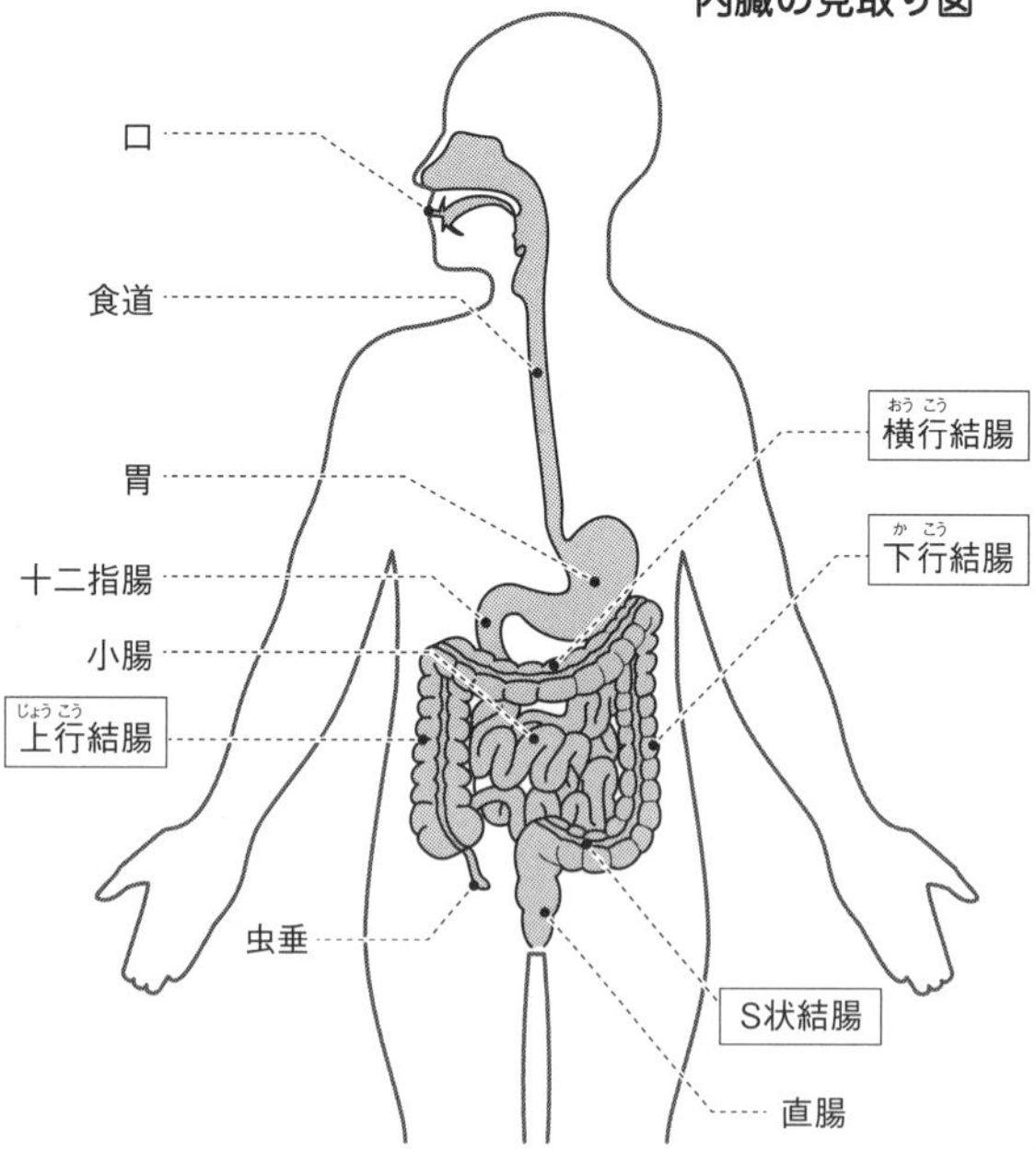

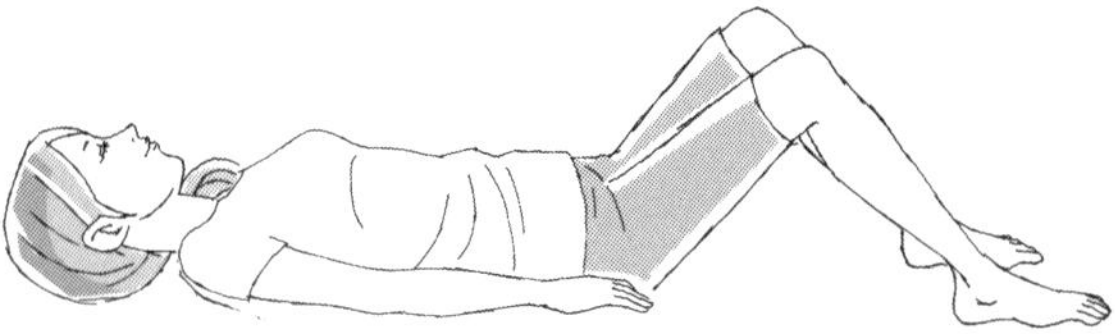

①仰向けに寝て、両ヒザを立てる。

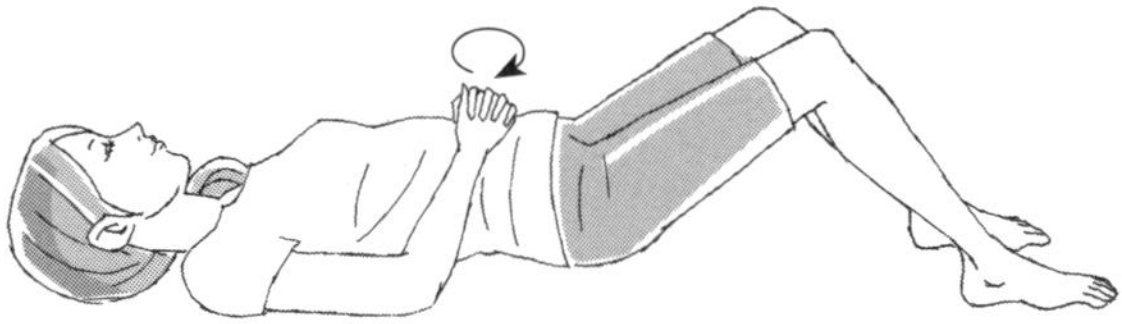

②左右の手を重ねておへその上に当て、軽く押しながら時計回りにゆっくりと円を描くように手を回す。あまり強く圧迫しないこと。

ポイント

蠕《ぜん》動《どう》運動（消化管などの臓器の収縮運動のことで、内容物を移動させる役割を果たす）も、左から右に動く時計回りなので、便が戻って逆流するようなことはなく、逆に渋滞が解消されて便が出やすくなります。

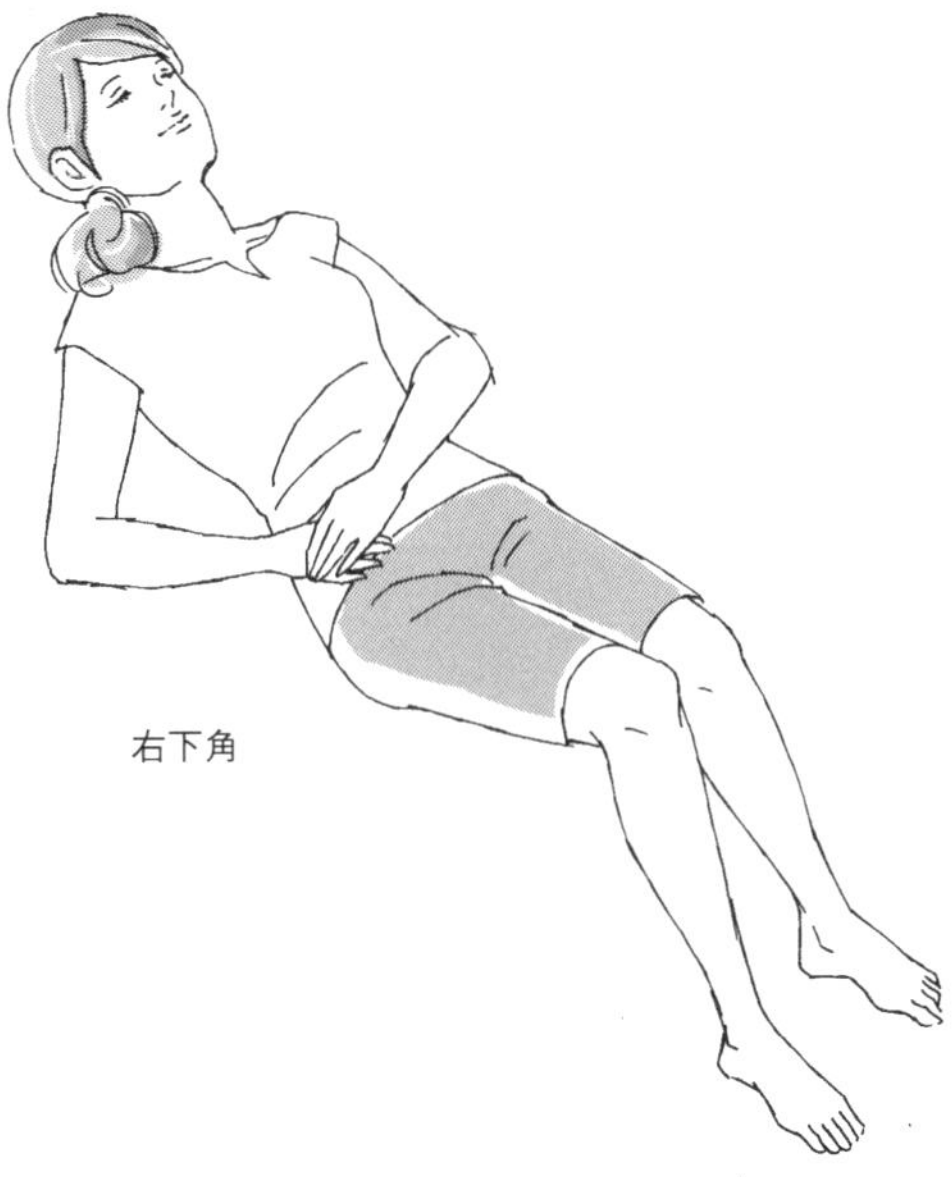

③次に、おへその右斜め下、骨盤の右脇あたりの部分（上行結腸）を、②と同じ要領でゆっくりと時計回りにマッサージする。

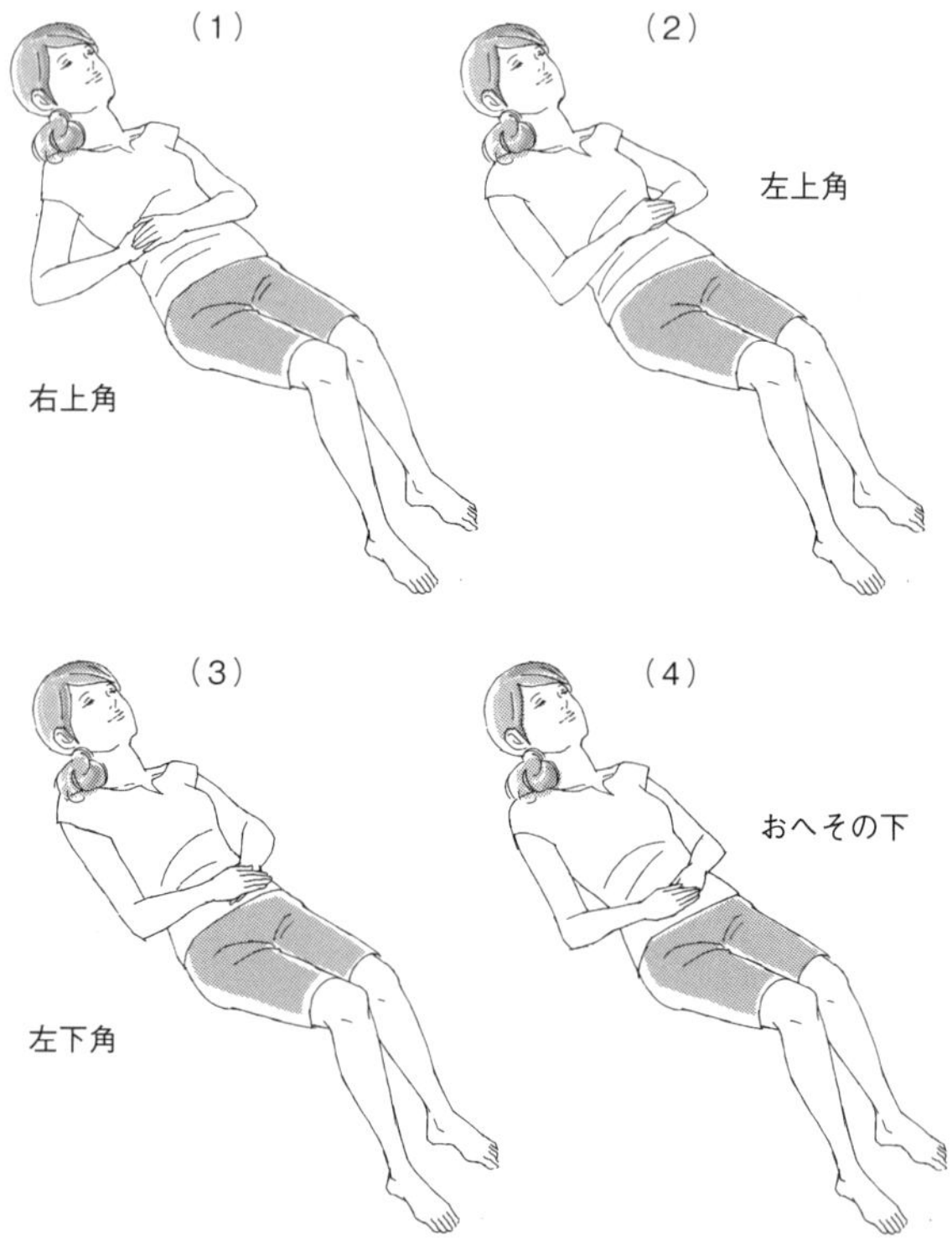

④次に（1）おへその右上の角（上行結腸と横行結腸の曲がり角）、（2）おへその左上の角（横行結腸と下行結腸の曲がり角）、（3）おへその左下の角（S状結腸）、（4）おへその下（膀胱）の順番で、③と同じように行う。

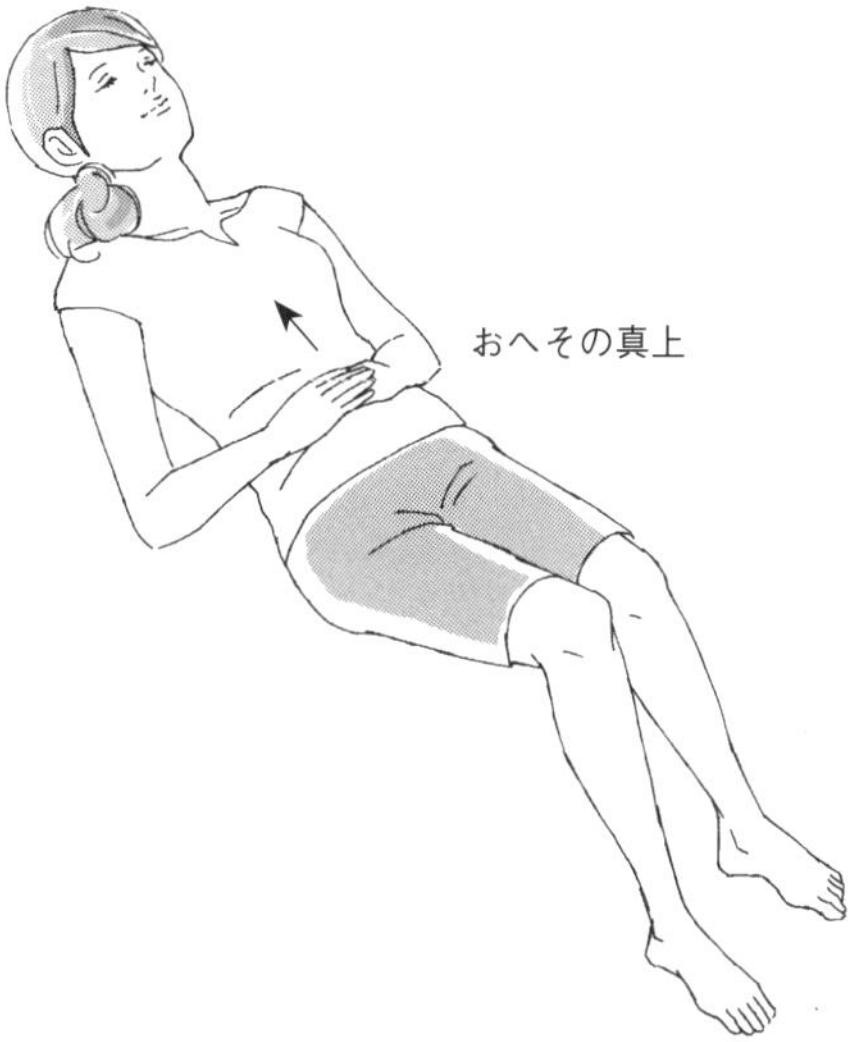

⑤両手を重ねて、おへその真上（横行結腸）に当てる。軽く息を吸い、吐きながら軽く押し上げる。2回行って、起き上がる。

ポイント

手は回さず、みぞおちの方向に向かって軽く押し上げるのがコツ。

ポイント

左下腹部のS状結腸は便がたまりやすく、渋滞が起こりやすいところです。上から押すと痛みが生じる場合もあります。くねくねとして密集したS状結腸は、回すより、上へ押し上げるようなイメージでマッサージするとより効果的。腸の排泄物の渋滞が解消されます。

補足

このセルフケアを体験した方はみなさん、

「実際に排泄したわけではないのに、お腹がすごくラクになった」

とおっしゃいます。

腸が伸びて、渋滞が解消され、下に圧迫されていた臓器が上にあがるので、ラクになりますし、お腹ポッコリも解消されます。

また、圧迫されて動きの悪くなっていた臓器の働きが改善されて、消化もよくなったりします。

腸がよく働くようになるので、腸管内の排泄物の渋滞が解消されて、排便もよくなります。

また、マッサージをすることによって腸内の温度が上がり、腸内細菌の活性化にもつながります。

ちなみに、立ったままで行うと、重力という下向きの圧力が臓器にかかっている状態のため、あまり効果的ではありません。

あえて立ったまま下腹のケアをするなら、両手で下腹をグーッと持ち上げ、横隔膜《おうかくまく》と共に肋骨の中に押し込むようなイメージで行ってください。

最後にスッと手を離すと、お腹まわりがスッキリします。寝た状態でやるほうが効果的ですが、これだけでもかなり変化があります。

らせんそう流セルフケア術の極意

ここまでいろいろなセルフケア術を紹介してきましたが、その基本となっている仕組みを改めてお伝えいたします。

「血流を呼び込む」「血流を促す」という表現が頻繁に出てきましたが、痛みの発生箇所に大量の血液を送り込み、スムーズに流すと体の回復が起こります。

たとえば、何かしらの原因で体のどこかで血流が悪くなり、痛みが発生しているとしましょう。

痛みの発生している部位に近い関節を曲げたり伸ばしたりすると、そこについている筋肉も伸縮して、血液が順調に流れはじめます。

筋肉が縮んだり伸びたりして動くためにはエネルギーが必要で、そのエネルギーを運ぶのは血液だからです。

血流がよくなると、フレッシュな酸素や栄養分がどんどん運ばれ、反対にたまっていた古い老廃物は排出され、その分負担の軽くなった体はゆるんでいきます。

一度流れのよくなった血流はすぐには止まらず、しばらくの間活性状態を続け、体を改善していきます。

本来は、日々適度な運動をすることで血液のスムーズな流れを促したいところですが、セルフケアにおいて求められているのは即効性と再現性。

手軽に少ない手順で血流を誘発する方法を取ります。

本書のセルフケア術は、伸ばされる力と縮む力とが拮抗して固まった状態になっている筋肉がゆるくなるよう一旦促し、と同時にその動きが完結せぬようあえて阻害することにより血流を呼び込み、増幅させます。

筋肉の動きを阻害されることは、体にとって異常事態。

体はさらに多くの血液を送り込みます。

その状態で手を離すと強制的に広げられていた筋肉内の血管が収縮します。

すると、患部内部の血流が加速、血圧が上昇し、復元力が高まり、治癒力が増します。


ここに回復と気持ちよさがあります。


私の仕術は、その体がもともと持っている修復能力を引き出し、助けるもの。

即効性があるのは、体の修復スピードを加速させているからです。

あとはその筋肉が固まってしまわないようにしてあげればいい。

体は心地いいことが好きです。

ズレたときに、そのつど自分でケアしてあげれば、体はその状態を記憶し、自然にその気持ちのいい状態を維持、継続していきます。

第4章

特別講座

猫背は5秒でなおる！　正しい姿勢とアゴの話

「アゴを引きなさい！」

正しい姿勢を促すうえで、よく言われるフレーズです。

ですが、アゴを意識して引くことは、動作としてかなり無理があります。

本来、アゴは引かれるものであって、引くものではありません。

先にも触れましたが、アゴを前に突き出してしまうのは、前傾して下に垂れようとする頭とバランスを取るためです。

そして、頭が前傾するのは、背骨がゆがんでいるから。

きちんとした正しい姿勢をとっていれば、アゴは自然に引かれるのです。

ここで簡単にできる姿勢調整法を紹介します。

まず、壁に「かかと」をつけて立ち、体の後ろ側ができるだけ壁にピタリとつくように押し当てます。

このとき、腰はできるだけ壁に近づけるという程度で構いません。腰はもともと湾曲しているので、無理に壁に押しつけようとすると、腰を痛めてしまいます。

腰ではなく、仙骨を立てて壁につけることを意識してください。

つまり、意識するポイントは、次の4ヶ所。

①かかと、②仙骨（尾てい骨ではなく）③背中、④後頭部です。

この4ヶ所を壁につけ、真っ直ぐ上に持ち上げるように立つ。

これが本来の正姿勢です。

仙骨を立てるというのは、意識しづらいかもしれませんが、その他の3ヶ所をしっ

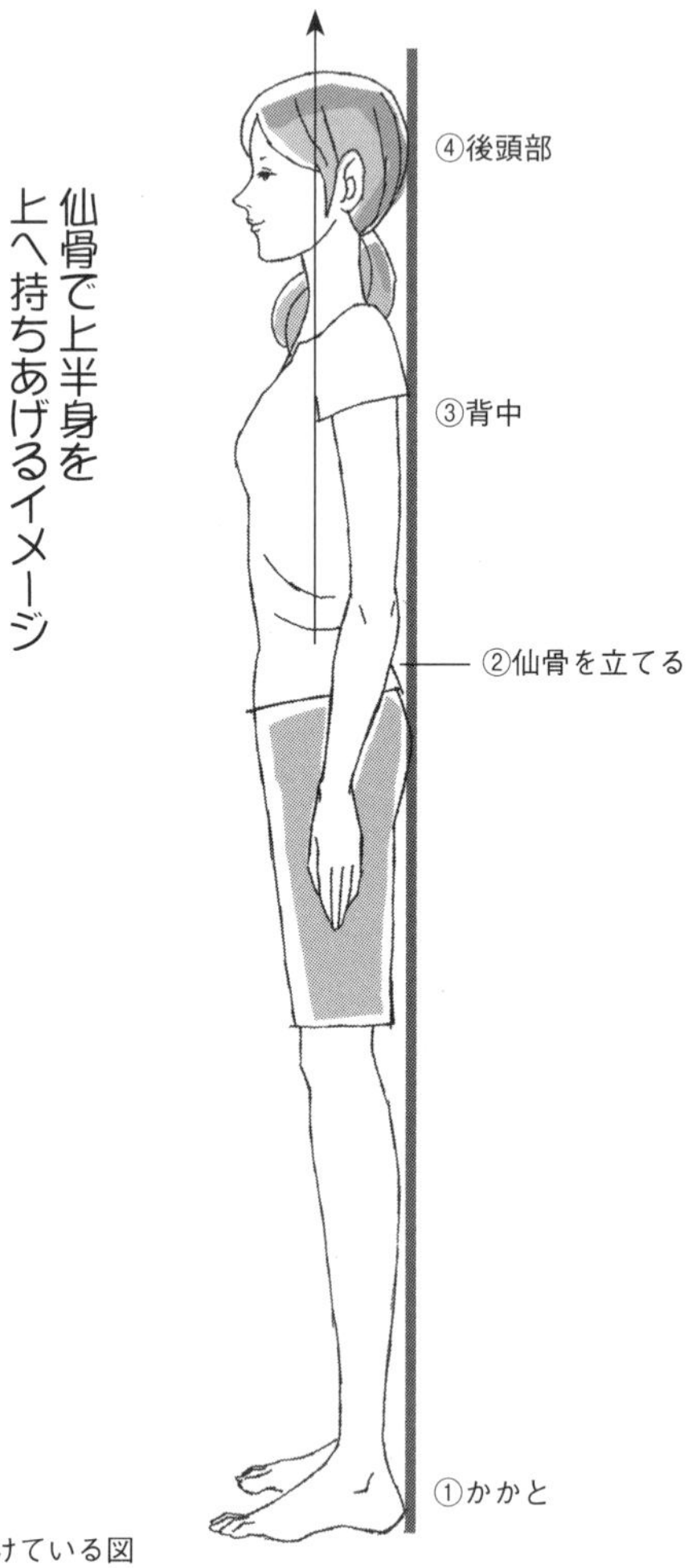

壁に背中をつけている図

かりつけて持ち上げることにより、仙骨は自然に立ちます。

正座しているときもお尻ではなく坐骨で座っていれば、たいてい仙骨は立っています。

仙骨が立っていれば、足もしびれません。しびれる原因はお尻全体で足を圧迫し、血流を止めてしまうからです。

もう一つ、正しい姿勢を作るうえで、とても簡単で便利な方法が「ヒザ立ち」です。

ヒザ立ちの状態で真っ直ぐに立っていようとすると、仙骨は自然に立ち上がり、アゴは引かれて正しい姿勢になります。

その上体の姿勢をキープしたまま、ゆっくりと立ち上がれば、正しい立ち姿になります。

ヒザ立ちでは猫背になりようがありません。

したがって、猫背は5秒でなおります。

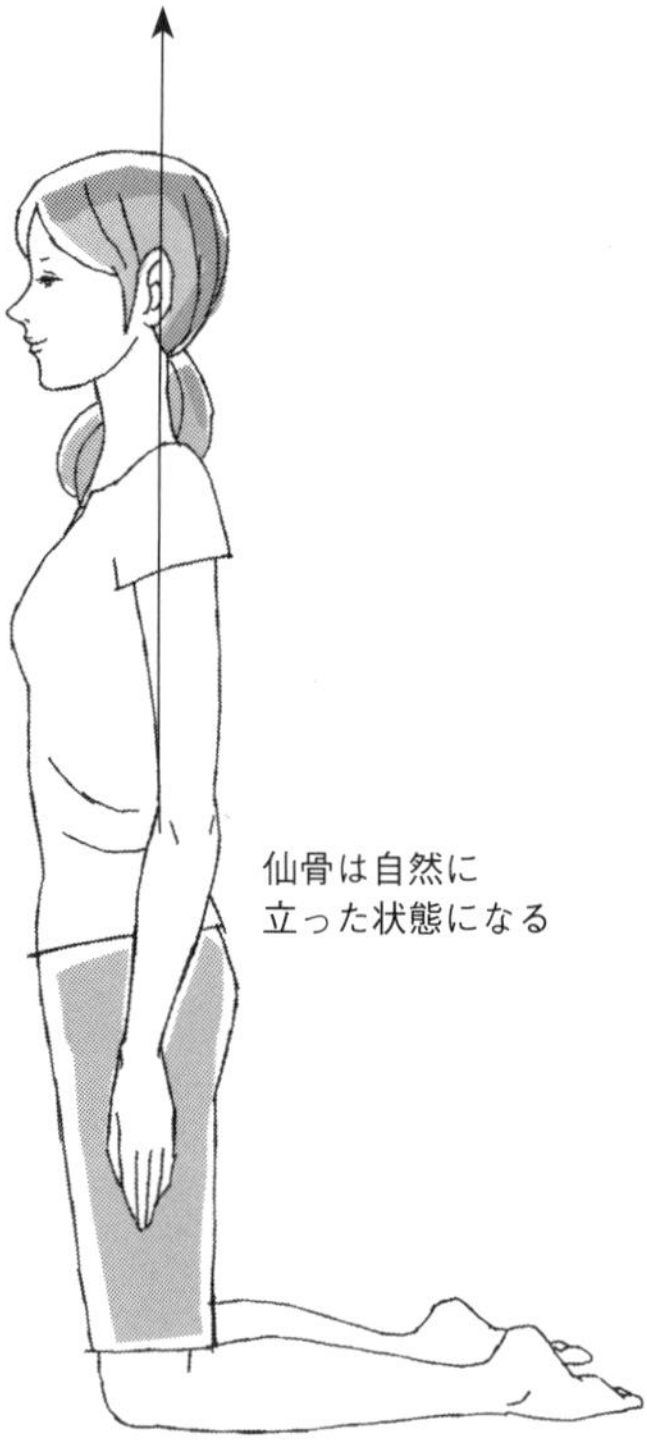

ヒザ立ちの図

あとは日々その姿勢をキープすべく意識することです。

一日に何度か正しい姿勢をとるためのポイントを思い出して姿勢を修正していると、この体勢を体が勝手に覚えて、自然に姿勢はよくなります。

姿勢がよくなれば、体のゆがみもなくなってくるので、代謝もよくなります。

正しい姿勢をキープするには、体幹の筋肉をたくさん使いますので、体の不調もなくなっていきます。

体の不調の9割は姿勢からきています。

その姿勢の根本は、くどいようですが、「かかと」にあるわけです。

正しい歩き方

現代人はマッサージをしても治りが悪い。

私は長年の経験から、このことを実感しています。

それはなぜか、みなさんわかりますか？

体に芯がない、つまり体幹が弱いからです。

体の芯がしっかり定まっていないと、姿勢が悪くなり、体の土台である骨格がゆがんでしまいます。

骨格がゆがむと、内臓や筋肉の位置もズレてしまいます。

その状態でマッサージしても、筋肉はもともと正しい位置にないので、どこに戻ればいいかわからない。そのため、治りも悪いのです。

昔の人の治りが早かったのは、体にしっかりと芯が通っていたからなのでしょう。

それでは、なぜ現代人は昔の人に比べて、芯が弱くなってしまったのでしょうか？

その原因の一つが、「歩いていない」ということです。

歩くという動作は、全身の筋肉を使うので、自然に体幹が鍛えられ、体に芯ができます。

また、たとえ歩いていても、現代人には正しい歩き方ができている人が少ない。

前のめりに歩いたり、だらだら歩いていたり。

たとえば、女性には内またでぺたぺたと歩いたり、逆に、ガニまたで足を投げ出すように歩いたりしている人が多いようです。

これでは、本来使うべき筋肉が使われず、余計な筋肉を使うため、体の真ん中にしっかりとした芯を作ることができません。

ここで正しい歩き方を紹介しましょう。

ファーストステップは、前項でお伝えした正しい姿勢です。

繰り返しますが、立っている人の体には、重力の影響で上から下への力が働いています。その重力に反発するように上向きの力を出す必要があります。

そこで、先ほどの「壁に背中をつける方法」とはまた別の正しい姿勢のとり方、「上向きの力を出しながら立つ方法」を紹介します。


まず、お尻を締めて、仙骨を立て、背筋を伸ばして立ちます。

次に、息を吸いながらお腹に手を当て、お腹を押し上げます。

お腹の中身を肋骨の中に入れるような感覚です。

その状態のままで、ふっと短く息を吐きます（このときにも、猫背のままの人はよほど重症な方です）。

これで正姿勢がとれます。

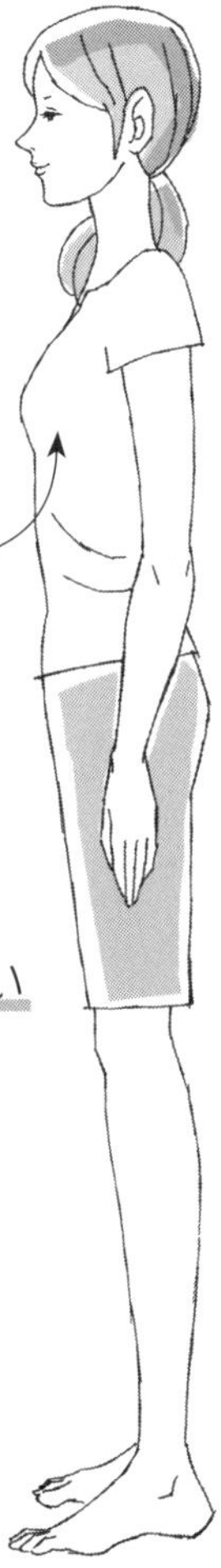

正しい姿勢は美しい

それでは、本題の正しい歩き方です。

上向きの力を出す正姿勢をキープしたまま歩き出しますが、このとき、足を前に出すのではなく、後ろの足で仙骨を押し出し、前の足に乗るように前へ進みます。

イメージとしては、背筋を伸ばし、体を一本のマッチ棒のようにまとめて、体の中心、みぞおちあたりを意識して体全体で歩くという感じです。

そうすると、頭の位置はほとんど変わらずに、正しくきれいに歩くことができます。足への負担が少なく、疲れない歩き方でもあります。

また、この歩き方をすると、お腹も引っ込みます。仙骨を立てると、同時にお腹も引き上がるからです。

基本的に、仙骨が前に傾いていると、内臓が重力によって下方に引かれ、下腹部が出ます。

若いうちは、筋力の力で腸が下がるのをくい止めることができますが、加齢などにより筋力が衰えてくると腸は下垂してきます。

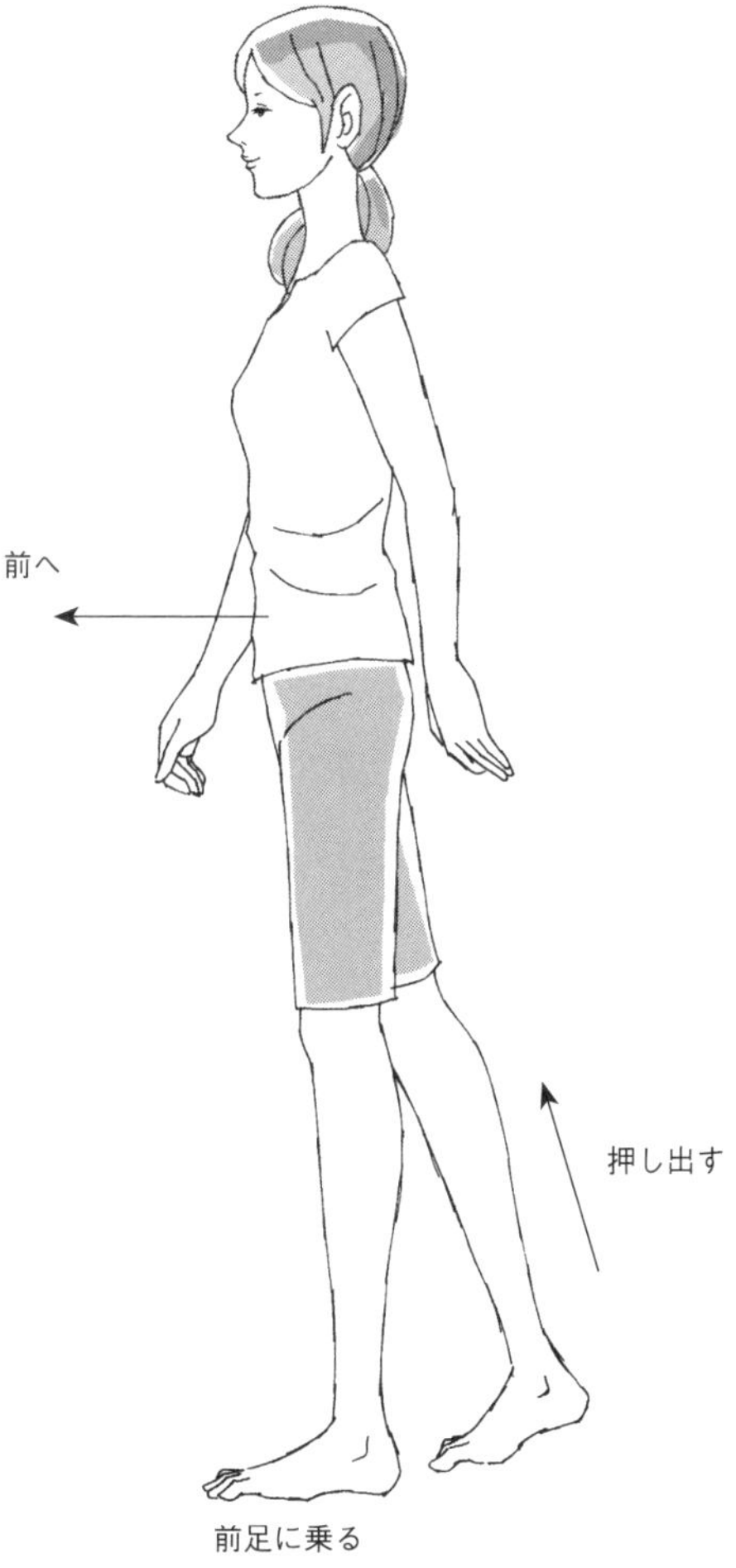
前へ
押し出す
前足に乗る

そうして、下腹ぽっこりの体型になるわけです。

しかも、この姿勢のままバランスを取るのは大変なので、下腹ぽっこりのまま上体だけを引き上げようとして、後ろに反ることになります。

これで立派な反り腰の出来上がり。とくに筋力の弱い女性の方、気をつけてください。


さて、正しい歩き方に関する話をもう一つ。

スポーツシューズという便利なものがある弊害かもしれませんが、最近は、かかとから着地して歩いたり、走ったりする人が多いようです。

確かに、正しい歩き方としては、かかとが一番に接地しますが、ほぼ同時に足の裏も接地します。

また、かかとも、後ろ正面ではなく、少し外側のエッジの部分から接地をして、かかと全体をつきます。

そして、体重を、かかとから足裏の外側にそって小指の付け根まで移動させ、そこからさらに親指の付け根に向かって移動させながら、体の重心を前方に移します。

そして、親指の付け根に体重がかかったときに、母指球（親指の付け根のふくらみ）で地面を蹴って、前に進みます。

これが、「かかと」に負荷のかからない歩き方です。

「ふくらはぎ」を揉むと健康になる？

「ふくらはぎを揉めば長生きできる」という本が話題になりました。
実際には、どのくらいの方がふくらはぎを揉んで健康になったのでしょうか？
確かに、「ふくらはぎ」を正しく揉めば血の循環がよくなり、健康につながります。
ですが、プロの方でもきちんと揉める方は少ないのです。

さて、ここでみなさんに質問です。
揉む力や圧する力は何キログらいが正しいと思いますか？
「ふくらはぎ」を含む筋肉を圧す力として適正なのは10キロです。それ以上になると筋肉に負担がかかります。


圧すと筋肉は押し返してきます。

どんな小さな力でも圧力が加わると、筋肉はそれを押し返そうとします。

その筋肉の動きによって血流が入ります。

さらに押すと、血管が圧迫されて細くなり、血流は一時的に悪くなります。

その状態で、押していた指をぱっと離すと、血流が勢いよく流れ込み、不調が解消されます。

それが指圧の原理です。

しかし指圧の力が過度になると、筋繊維が損傷したり、筋肉をとりまいている毛細血管が傷ついたり切れてしまうこともあります。

すると、体は傷ついた筋肉や血管を修復しようとして、そこに大量の血液を送り込むため、周辺の血管が拡張します。

その毛細血管の破壊と拡張が、痛みにつながっていきます。

これが、いわゆる揉み返しです。
実際に指圧での圧力は4キロ以上は不適当と言われています。

「ふくらはぎ」は揉む必要がない

「ふくらはぎ」を揉むことの難しさを前のページでお伝えしました。

あえて言うなら、ふくらはぎは揉む必要はありません。

ふくらはぎを柔らかくするには、ふくらはぎそのものではなく、その上の太ももの筋肉をゆるめてあげれば、結果的にふくらはぎも柔らかくなります。

具体的な方法としては、ヒザを曲げた状態で座り、左右の手で片方の足の太ももを包むように持ち、筋肉をぶるぶると揺すります。

太ももの中には大腿骨という骨があります。その大腿骨の周りの筋肉（太もも）を、骨に沿って20回くらい揺すって、ゆるめてあげるのです。

そして、太ももについたほこりを払うかのように、軽擦をサーッサーッとかけてあげる。それでＯＫ。

太ももの筋肉が柔らかくなると同時に、ふくらはぎも血流がよくなって柔らかくなります。

やり方自体は簡単ですね。テレビを見ながらでもできます。

それでは、なぜ太ももが柔らかくなると「ふくらはぎ」も柔らかくなるのでしょうか？

まず、下半身には体の約70パーセントの筋肉が集まっていて、その70パーセントの半分は太ももにあります。

そして、血液は筋肉運動が起こっているところに流れ込みます。

一番大きな太ももの筋肉が揺らされて動くと、そこに血流を送り込むために、下のほうからも血液が上がってきます。

その際、血液を下から上に送るためのポンプの働きをしているふくらはぎが活発に

テレビを見ながらでもできる

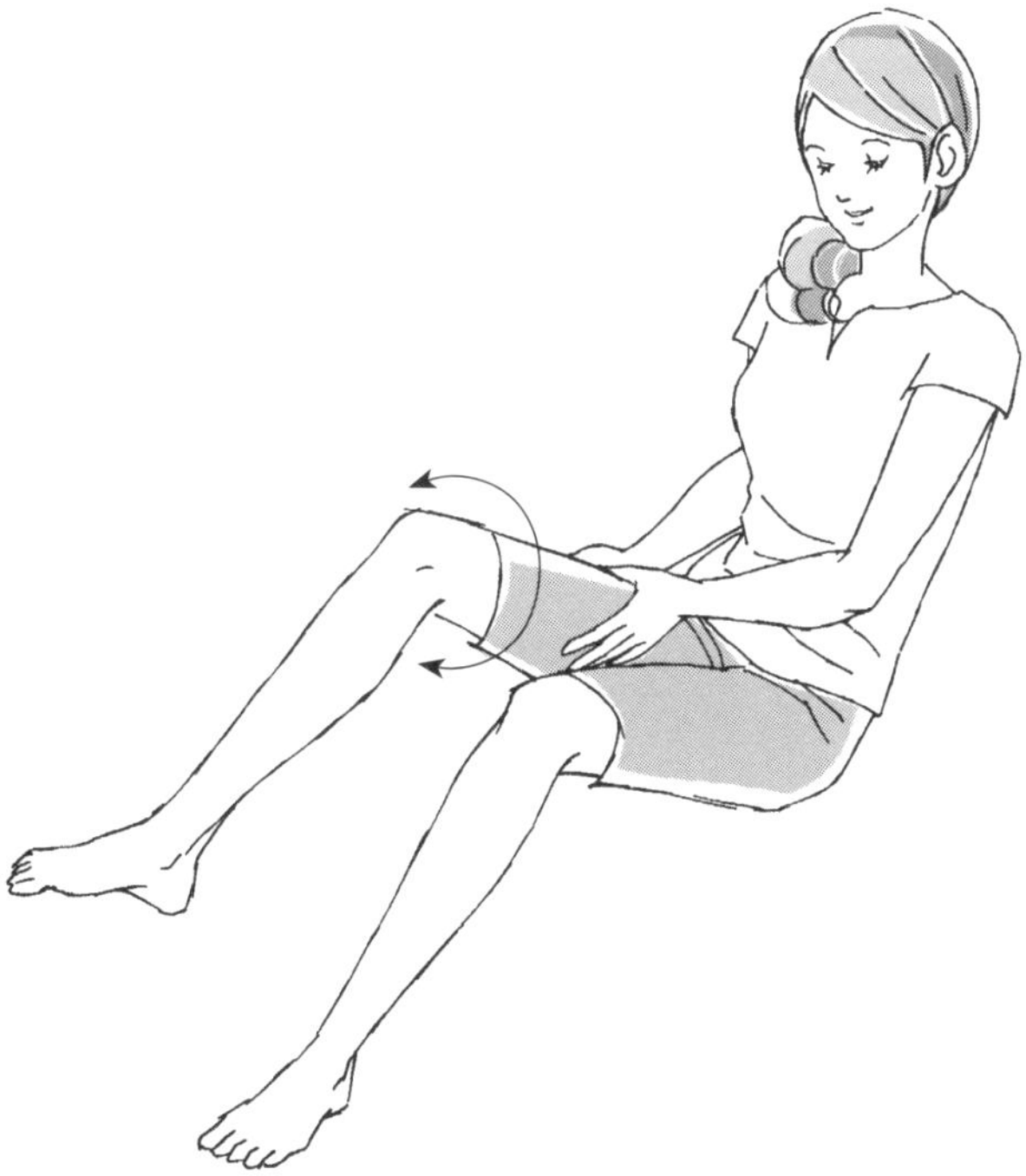

動きます。

結果、ふくらはぎも血の巡りがよくなり、柔らかくなるわけです。

ですから、「ふくらはぎなんて揉む必要がない！」というわけです。

ふくらはぎが硬くて、どうしても直接何かをしたいということであれば、揉むのではなく、太もものように包み込んで揺らしてあげればいい。

どんどん柔らかくなります。


ここで、「太もも」の重要性についても触れておきます。

「ふくらはぎ」は、全身にくまなく血流を流すための重要な部位ですが、「ふくらはぎ」を揉んで血流の勢いが増したとしても、その上の「太もも」の筋肉が緊張して固まっていれば、血流はそこで停滞してしまいます。

大きな筋肉である「太もも」を柔らかくして血の通りをよくすることで、上半身から「かかと」まで、体中の血液を一気に活発にすることができるわけです。

全身に血を巡らせるには、「ふくらはぎ」より「太もも」をケアすることのほうが効果的なのです。

確かに、「ふくらはぎ」の筋肉は、歩くことによって自然と伸びたり縮んだりするので、運動量としてはふくらはぎのほうが大きい。

そのポンプのような伸縮が心臓と似ているため、「ふくらはぎ」は第二の心臓とも呼ばれます。

ですが、歩くことによって自然に伸縮する「ふくらはぎ」より、意図的にケアしなければ動かない太ももを動かしてあげることのほうが大事だと思いませんか？

「太もも」がゆるめば、もともと動くふくらはぎは、さらによく動くようになります。

すると、立ったり歩いたりすることがラクになります。

太もも揺らしは、立ち仕事や歩きまわる仕事の方にとっても有効なケア術です。

スポーツの功罪

私のところには、四十肩や五十肩、ヘルニアなどの症状の重い方などが、何をやっても改善せず、他に行くところがなくなって最後に助けを求めにくるというケースが多いようです。

そのような症状の重い患者に仕術をしながら、現代人の不調はどこからきているのかと考えます。

そうして達した結論は、やはり一番の原因は「姿勢」だということです。

前述しましたが、現代人は歩くことが少なくなり、反対に、机にじっと向かうことが多くなっています。

体をあまり動かさず、同じ姿勢でじっとしていると、足・腰を中心に体の筋力は低下します。

そうして、体幹つまり体を支える芯の部分の筋力が低下すると、体の軸はズレてきます。

繰り返しになりますが、体の軸がズレて、まるで芯がないような状態になると、筋肉や臓器は正しい位置がわからず、どこに向かって治っていけばいいのかわかりません。

その結果、万年不調のような状態に陥ってしまうのです。

体調不良を起こす原因には、食生活の乱れや睡眠不足などももちろんありますが、やはり姿勢がとても重要です。

正しい姿勢を保つことができないから、体のバランスが狂ってくる。

このことを、しっかりと認識してください。

そして、姿勢が悪いと、歩き方も悪くなります。

今の人には、正しい歩き方を知らない人がとにかく多い。

悪い歩き方をしていると、姿勢はさらに悪くなります。

ですから、体に負担のかからない歩き方を覚えることが、本当に大切です。


たとえば、「歩く健康法」などとよく言われます。

もし、歩く量の不足だけが病の原因なら、日常的に歩いている人たちには病がないということになります。

ですが、決してそのようなことはありません。

ただ歩くだけではダメなのです。

正しい歩き方をしているか、していないか、そこが重要なのです。


たとえば、営業マンのように仕事としての必要性から歩いている人たちの多くは、歩き方を意識していません。

しかも、手にはたいてい重いカバンを持っています。

たとえば、片方の手だけに重いものを持っていると、重心がズレてくるので、体はバランスを取ろうとして姿勢がゆがみます。

さらに、地面は硬いアスファルトで、履いている靴は革靴です。当然「かかと」にかかっている負担は、裸足で砂浜を歩くときの何十倍にもなるでしょう。

ゆえに「かかと」はズレてしまいます。

しかし、体を一番下から支えている「かかと」がズレていることに気づかないまま、日常動作を続けるため、体の軸はどんどんズレていきます。


このように、多くの人は、正しい姿勢や歩き方も知らなければ、「かかと」に対するケアの方法も知らない。

だから、体のゆがみに気づかないし、気づいても改善の仕方がわからない。

そのような状況の中で、多くの方が日々生活をしています。

体の軸がズレたまま生活をしているのですから、当然、不健康へまっしぐらというわけです。

さて、健康のためにジョギングをしているという人もいらっしゃると思います。ジョギングは、ウォーキングつまり歩くことよりも上下運動が激しくなるため、ヒザへの負担が増えます。

ヒザへの負担は、そのまま「かかと」への負担につながります。さらに、接地するときの衝撃も大きいため、「かかと」にかかる負担は歩くときに比べて何倍にも大きくなります。

ですから、正しい走り方を知らないと、ジョギングはかえって体を壊すことになりかねません。

極端な言い方になりますが、ウォーキングにしてもジョギングにしても、正しい歩き方や走り方ができないのであれば、むしろやらないほうがいい。

「スポーツは体に悪い」とは言いませんが、スポーツをするときは、つい無理をしがちなので注意が必要です。

体にとっては、無理をしないというのが一番いいのです。

無理をしないで、姿勢をよくする。

ところが、みなさん、これがなかなかできない。

これは言い換えると、多くの人が、正しい姿勢をとることができないくらい普段の生活で無理をしてしまっているということです。

仕事やら何やらで日ごろ無理をしている方が、「健康のために」とスポーツをしても、体にとっては無理の延長になってしまいます。

ですから、スポーツは、精神的な気晴らしとしての効果はあっても、体にとっては100パーセントいいとは言いきれない部分があるのです。

実際、私のところには野球、バレー、卓球、バドミントンなどスポーツ選手もたくさんいらっしゃいます。

たとえば、アキレス腱周辺が痛いとか、関節の可動域が悪いとか、そのような悩みを抱えたスポーツ選手をたくさんみています。

その方々に共通して言えるのは、姿勢の悪さです。

そして、全員「かかと」がズレています。スポーツ選手で、正しい「かかと」を維持されている方に会ったことがありません。

さらに、「かかと」のズレやすいスポーツ選手には、骨盤がきれいで股関節がきっちり整っているという人は、ほとんどいません。

先にも述べましたが、骨盤は、脊柱を下で支えている「仙骨」と「腸骨」によって形成されていて、上半身と下半身とをつなぐ重要な役目を果たす骨格ですが、ゆがみやすいという性質があります。

二つの骨をつなぐ「仙腸関節」しかないため、その関節が少しでもズレたり開いたりすると、骨盤全体がゆがんでしまうのです。

ですから、「かかと」がズレて、ヒザ、股関節と連鎖的にズレていくと、骨盤まで大きくズレることになってしまいます。

ちなみに、私はこれまで十数年間この仕事をやってきて、15万人以上の方を治療してきました。

その中で、きれいな骨盤の持ち主として記憶に残っているのは、たった1人です。

それは当時40歳の男性で、生まれてから一度も運動をしたことがないという人でした。

皮肉な話です。これまで見てきた中で、その人が一番健康でした。

ちなみに、その奥様も健康で、やはり運動をしたことのない方でした。

2人ともゆがみの少ないきれいな骨盤をしていました。

もちろん、ご夫婦ともズレが全くないというわけではありません。

ですが、もともとのゆがみが少ないので、多少の調整をすることで、すぐに元に戻すことができたのです。

体の柔らかさと健康との関係についても少し触れておきます。

体の柔らかい人はケガをしにくく、硬い人はケガをしやすいというのは確かにあるようです。ですが、それは、本人の注意力、つまり意識の問題です。

私の経験からすると、体の柔軟性と病気との間には、直接の関連性はないように思います。

ただし、体の柔らかい人のほうが、「なんとなく調子が悪い」というような、いわゆる「体の不調」は出にくいようです。

たとえば、外部から衝撃を受けたときに、柔らかいものほどそれを吸収しやすく、硬いものほど弾きやすい。

体もそれと同じで、体の硬い人はダメージを受けやすいのかもしれません。

またそれを気にしてか、ストレッチや開脚運動を意識的にする人が多いようです。

でも、特別な運動をするのならともかく、普段の生活は体が硬くても特に問題はありません。

普段の生活に支障がなければ、それでいいと思います。

見えないバランスと病気

体には、見えるバランスだけでなく、表からは見えないバランスというのもあります。

それは一体なんでしょうか？

たとえば、「病気」と言われるものはいろいろありますが、アトピー性皮膚炎やリウマチ、パーキンソン病などは「病気ではない」と言ったら、みなさん驚きませんか？

でも、私からすれば、多くの病気は病気ではありません。単なる症状です。

たとえば花粉症。

60歳後半から70歳くらいになると、花粉症にならなくなったり、症状がおさまったりします。

高齢者は、花粉症にならないのではなく、なれないのです。

なぜかわかりますか?

要は、免疫力の問題です。

異物である花粉が体内に入ってきたときに、体の免疫システムが正常に働くと、花粉を排除しようとしてさまざまなアレルギー反応が起こります。

たとえば、目や皮膚のかゆみ、くしゃみ、鼻水、頭痛などアレルギー反応によって現れる症状が、いわゆる「花粉症」です。

高齢になってくると免疫力も衰えるので、異物が入ってきてもアレルギー反応が起きにくくなります。

その結果、花粉症をあらたに発症しなかったり、症状がやわらいだりするのです。

このように、花粉症になるのは、免疫力がないからではありません。

免疫力があるから、花粉症になるのです。

先にあげたアトピー性皮膚炎やリウマチ、パーキンソン病は、いずれも自己免疫力と関わりがあると考えられています。

たとえば、リウマチの好発年齢は30～50歳と言われ、高齢になると発症しにくくなると言われます。

こうした免疫力と関わりの深い病は、体内の免疫力が高いと発症のリスクが高まり、反対に免疫力が下がってくると発症のリスクも下がると言えるでしょう。

つまり、体が闘えるうちは、その結果として症状が出るけれど、闘えなくなったら症状も出ない。

闘うだけの力がなくなると、その分、不快な症状も少なくなる。

体の中でうまくバランスが取られているわけです。

少なくとも、免疫力とのバランスによって引き起こされる状態を、「病気ではなく単なる症状」と言うのは、そういう理由からです。

さて、もうおわかりのように、初めの問いの「表からは見えないバランス」とは、こうした体内環境のバランスのことです。

本書のテーマは、骨格や筋肉などの身体的なバランスを整えることにありますが、体内環境のバランスを保つことと密接に関わっています。

たとえば、免疫システムの中心となる白血球やマクロファージなどは、血流によって全身に運ばれるので、体がズレて血流が悪くなると、免疫システムがダウンしてしまいます。

また、解毒システムを担当している肝臓や腎臓が正しい位置にあって正常に働かなければ、体内バランスは崩れます。

全身の「よいバランスを取る」うえで、体の外側のバランスを整えることは不可欠。そして、体の外のバランスを整える作業は、常に「かかと」から始まるのです。

おわりに

以前私は「潰瘍性大腸炎」という病にかかり、難病患者となりました。即時大腸摘出を行わなくてはならないかも？　というほどの劇症、重症で緊急入院。薬の副作用もひどく、当時の仕事を辞めざるをえないところまで追い込まれました。今でも鮮明に思い出しますが、ある日、私は「自分で治す」と固く心に誓い、自ら考えついた治療法を担当医に伝え、嘆願しました。

「自己責任で行いますので他の方のためにデータを取って、今後の治療の指針としてください」

しかしその時、担当医から返ってきた言葉は耳を疑うものでした。

「それは無理です。その方法を取れば治るかも？　と自分も思います。しかし、医大は病を研究する場所であり、病院は病を診る場所。いずれにしても〝治られる〟と困るのです……」

それからは一年におよぶ不食と自己治療を断行。

その甲斐あって現在難病指定も返上し、通常の生活を送らせていただいています。

かつて野口晴哉《のぐちはるちか》という整体師がいらっしゃいました。

おそらく斯界で一番影響力を持っていた、整体の父とも言える方であります。

その方はある時期より「治療」を一切やめてしまったと聞いております。

「(患者が自分に)依存してくるのを止めさせたかった」という理由からだったようです。

仕術する側に治す技術があれば、患者には「治してもらえる」という甘えや依存が必ず生まれます。

おわりに

一方、仕術する側には「自分にしか治せない」という勘違いが生まれます。患者の不調を治せたときの達成感、優越感というのは形容しがたい喜びであり、その中毒性たるや麻薬のようであります。

しかし同時に、患者の仕術者に対する依存心が根を張る瞬間であるとも感じます。治せる技術というのは患者と術者の双方に麻薬に似た依存をもたらします。

古代、ヒポクラテスはこんな言葉を残したと言われます。

「すべての人は１００人の名医をその身体に宿している。我々（医師）ができることは彼らの邪魔をしないことである」

人間にはみな、自分で自分の不調を治せる力がもともと備わっているし、また治そうとする、ということなのでしょう。

だから、どんな病であっても、どんな症状であってもそれは「生存」のために体が自ら選択したことだと。

古代の人の言葉に触れたとき、いつの間にか技術に溺れ、おごっていた自分が恥ずかしくなりました。

「依存してもさせてもいけない。人は必ず自分で治すことができるのだ」――。

ならば、その道筋をプロデュースすることだけが我々にできること。

そして自ら「治る」ことを当たり前とし、それ以上に「病にならない」日常を持っていただく、それが一番大切なことだと思います。

ゆえに本書では、セルフメンテナンス、自己調整の方法を伝えることにフォーカスしました。

ぜひ皆様の宿す名医たちのお役に立てることを切に願い、あとがきの言葉とさせていただきます。

お幸せな日々をお過ごしくださいませ。

なお、本書を書き上げるにあたり、お力添えをいただいたさくら舎様のお心遣いと、それに関わるすべての方々、今日まで私を育ててくださった皆様、そして誰よりも自分を信じ、心に「信」を与え、支えてくださった補佐をはじめとするスタッフと講師たちにこの場をお借りして、改めて心より御礼を申し上げます。ありがとうございました。

最後に皆様に……。
あなたの身体に間違いはありません。
あなたの全ては正しく治ることができるのです。
決して忘れないでください。
あなたの心と身体の選択はすべて正しいということを。
ではまたお逢いしましょう！　ごきげんよう。

天心正法訃幻流宗家　米澤　浩

著者略歴

１９６３年、北海道・旭川に生まれる。心肺停止にて生まれるも蘇生する。１９８２年、整形外科病院に勤務。医師から救急対応法を、鍼灸師・柔道整復師・按摩師からマッサージ法、骨整復術等を学ぶ。１９８３年、某有名アクションクラブにてスタントマンとして活動するかたわら、酔拳と訃幻流を習得。１９８５年に訃幻流宗家継承者となり、龍清宝の名を継承する。２００２年、旭川にて「なおる」をプロデュースする整体療院「昇仙堂」を開院。２０１５年、東京・田園調布と旭川に難治症状の治療サポート仕術院「難治症状治療サポート研究舎・昇仙堂（ＳＳＤ）」を開院。現在、独自の技術とセルフメンテナンスの普及で日本全国を回る多忙な日々を送る。これまでに、仕術人数は累計15万人を超えている。２０１３年に、プロ用ＤＶＤ２本を発刊。累計２０００本を超す販売数を記録する。２０１５年には「美圧痩身らせんそう流」ＤＶＤを発刊した。

「かかと」整体《せいたい》で絶不調《ぜっふちょう》がスッキリ消《き》える！
——中国《ちゅうごく》５０００年《ねん》「訃幻流龍法《ふげんりゅうりゅうほう》」の凄技《すごわざ》

二〇一六年一月一五日　第一刷発行
二〇二二年九月一七日　第四刷発行

著者　米澤《よねざわ》　浩《ひろし》
発行者　古屋信吾
発行所　株式会社さくら舎　http://www.sakurasha.com
東京都千代田区富士見一-二-一一　〒一〇二-〇〇七一
電話　営業　〇三-五二一一-六五三三　ＦＡＸ　〇三-五二一一-六四八一
編集　〇三-五二一一-六四八〇　振替　〇〇一九〇-八-四〇二〇六〇

写真　高山浩数
装丁　石間淳
本文組版　朝日メディアインターナショナル株式会社
本文イラスト　須藤裕子
印刷・製本　中央精版印刷株式会社

ISBN978-4-86581-039-4